地域包括ケアシステムにおける
認知症アセスメント

DASC®-21

標準テキスト 改訂版

地方独立行政法人 東京都健康長寿医療センター研究所
副所長

粟田　主一（Shuichi Awata M.D.,Ph.D）

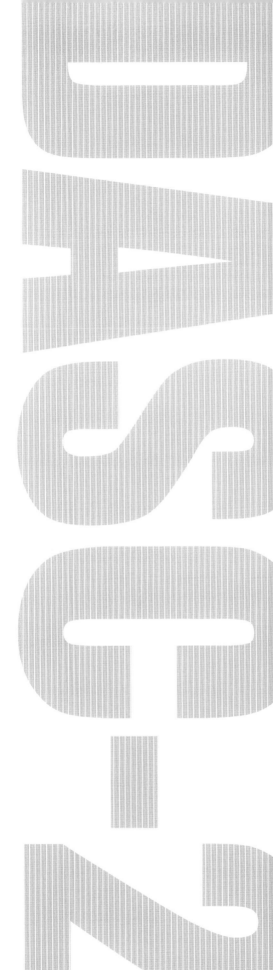

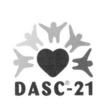

DASC®-21

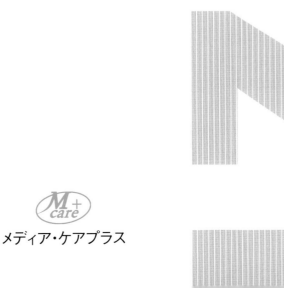

メディア・ケアプラス

地域包括ケアシステムにおける認知症アセスメント
DASC®-21 基礎講座（eラーニング）のご案内

　認知症アセスメント DASC-21 を正しく活用するために，認知症総合アセスメントと DASC-21 の使用方法をよく学習してください．

　本書は，DASC-21 基礎講座『標準テキスト』に該当し，DASC-21 基礎講座修了認定試験問題は，原則として，本書より出題されます．

　DASC-21 基礎講座（eラーニング）の受講申込や修了認定試験の受験方法に関する詳細は，ウェブサイト（https://dasc.jp/）を御覧ください．eラーニングはスマートフォンにも対応しています．

　DASC-21 基礎講座の修了認定証は，以下の二つの基準をもとに発行します．①dasc.jp サイトへの会員登録，②eラーニングの各試験における基準点の取得．

　修了認定証には，修了認定 ID，氏名，受講コース名が明記され，視聴有効期間内にダウンロードできます．本書が皆様の学習の一助となれば幸いです．

一般社団法人認知症アセスメント普及・開発センター

目　次

第3章　認知症にみられる認知機能障害を評価する

第4章　認知症にみられる生活障害を評価する

第5章　認知症の行動・心理症状（BPSD）を評価する

第6章　せん妄

第7章　身体合併症を評価する

第8章　事例に学ぶ初期支援の流れ～社会的困難を契機として～

第9章　地域包括ケアシステムにおける認知症アセスメントDASC-21

資料編

序　章

1　21世紀前半のわが国の高齢化

2025（令和7）年に認知症を生きる高齢者の数は約700万人に達し，国民の17人に1人が認知症という時代を迎える[1]．

図0-1は，国立社会保障・人口問題研究所が公表しているわが国の高齢者人口と高齢化率の将来推計である[2]．2015（平成27）年の時点で，わが国の高齢者数は約3,389万人（高齢化率26.6%）であったが，2030（令和12）年には3,716万人（31.2%），2042（令和24）年にはピークに達して3,935万人（36.1%）となるものと予測されている．その後，高齢者人口は減少しはじめるものの，少子化の影響もあって，高齢化率は伸び続け，2065（令和47）年には高齢化率が約38.4%になるものと推計されている．

このようなわが国の高齢化の進展は，75歳以上の後期高齢者の増加によるものである．推計によれば，2018（平成30）年に，後期高齢者の比率は前期高齢者の比率を上回り，その後も右肩上がりに増加しつづけ，2039（令和21）年には国民の5人に1人，

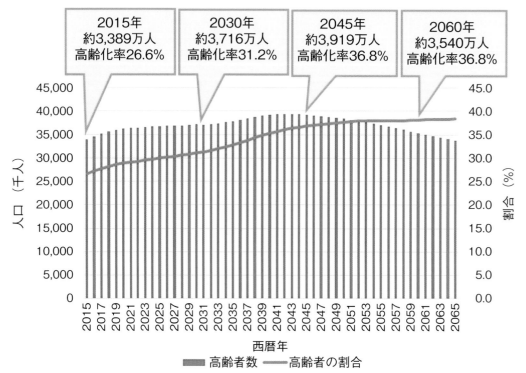

国立社会保障・人口問題研究所（平成29年4月推計）

図0-1　わが国の高齢者人口・高齢化率の将来推計[2]

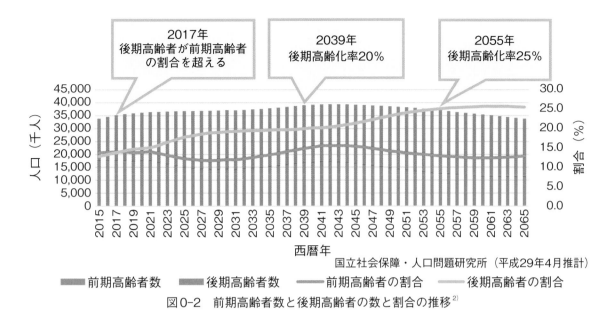

国立社会保障・人口問題研究所（平成29年4月推計）

図0-2　前期高齢者数と後期高齢者の数と割合の推移[2]

表0-1　認知症高齢者の将来推計

(1) 各年齢層の認知症有病率が，2012年以降も一定と仮定した場合

年次	2012	2015	2020	2025	2030	2040	2050	2060
認知症高齢者数	462万	517万	602万	675万	744万	802万	797万	850万
有病率	15.0%	15.2%	16.7%	18.5%	20.2%	20.7%	21.1%	24.5%

(2) 各年齢層の認知症有病率が，2012年以降も糖尿病有病率の増加により上昇すると仮定した場合

年次	2012	2015	2020	2025	2030	2040	2050	2060
認知症高齢者数	462万	525万	631万	730万	830万	953万	1016万	1154万
有病率	15.0%	15.5%	17.5%	20.0%	22.5%	24.6%	27.0%	33.3%

2055（令和37）年には4人に1人が後期高齢者になる（図0-2）.

　このような後期高齢者の急速な増加は，認知症高齢者の増加と深く結びついている. それは，年齢が5歳階級上がると認知症高齢者の有病率はおよそ2倍に増加するからである[3]. 厚生労働科学研究の認知症有病率調査結果[4]に基づく認知症高齢者の将来推計によれば，2025（令和7）年の段階で675万人（高齢者人口の18.5%），糖尿病の有病率増加によって各年齢の認知症有病率が上昇した場合には730万人（高齢者人口の20.0%）に達するものと報告されている（表0-1）[5].

　すなわち，21世紀前半に，われわれは認知症高齢者700万人の時代を確実に迎えることになる. また近年，若年性認知症の有病率と有病者数も発表され

ており[6]，有病率は18歳〜64歳人口10万人当たり50.9人，有病者数は3.57万人と推計され，上記の認知症高齢者に加えて，若くして認知症の症状を抱える人への対応策を充実させていく必要がある.

　これらのことからも，限られた資源，限られた時間，限られた空間のなかで，すべての国民が，たとえ認知症になっても安心して暮らせる地域社会をつくり出していくためにはどのような仕組みが必要か，国として，地域として，家族のこととして，自分自身のこととして，このことを真剣に考えていかなければならない時代を私たちは生きている.

2　今後の認知症施策と地域包括ケアシステム

2012（平成24）年6月に，厚生労働省によって，「認

知症になっても本人の意思が尊重され，できる限り住み慣れた地域のよい環境で暮らし続けることができる社会の実現を目指す」ことを基本目標とする「今後の認知症施策の方向性について」[7]が公表された．また，同年9月に，これを実現するための暫定プランとして「認知症施策推進5か年計画（オレンジプラン）」[8]が策定された．

　その後，増加する認知症高齢者への対策は，これまでの「オレンジプラン」の認知症を支える側の視点だけではなく，認知症の方自身の視点が重要とされ，「認知症の人の意思が尊重され，できる限り住み慣れた地域のよい環境で自分らしく暮らし続けることができる社会の実現を目指す」という考え方のもと，厚生労働省と関係府省庁によって，2015（平成27）年1月27日，「認知症施策推進総合戦略〜認知症高齢者等にやさしい地域づくりに向けて〜（新オレンジプラン）」が策定された[9]．

　さらに近年，政府全体で認知症施策をより強力に推進するため，認知症に関する有識者からの意見聴取に加え，認知症の人や家族等の関係者からの意見聴取等や関係省庁における協議を行いながら議論を深め，2018（令和元）年6月認知症施策推進関係閣僚

世帯主65歳以上の単独世帯数
（2015年，都道府県別）

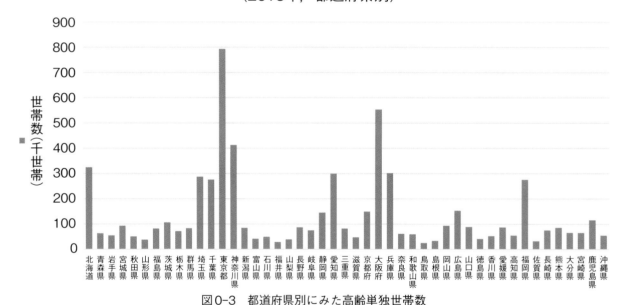

図0-3　都道府県別にみた高齢単独世帯数

世帯主65歳以上の単独世帯数の増加率
（2015年〜2040年，都道府県別）

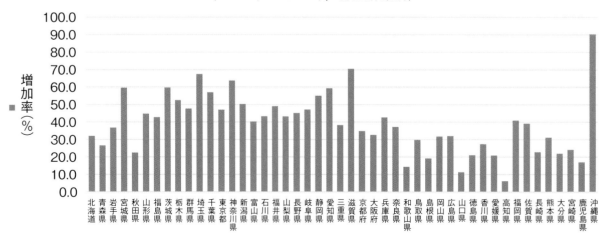

図0-4　都道府県別にみた高齢単独世帯数の増加率

会議において,「認知症施策推進大綱」が取りまとめられた[10].

認知症施策推進大綱では,認知症の発症を遅らせ,認知症になっても希望をもって日常生活を過ごせる社会を目指し,認知症の人や家族の視点を重視しながら,「共生」と「予防」を車の両輪とした施策を推進していくことを基本的な考え方としている.なお,認知症施策推進大綱上の「予防」とは,「認知症にならない」という意味ではなく,「認知症になるのを遅らせる」,「認知症になっても進行を穏やかにする」という意味である.

こうした基本的な考え方のもと,①普及啓発・本人発信支援,②予防,③医療・ケア・介護サービス・介護者への支援,④認知症バリアフリーの推進・若年性認知症の人への支援・社会参加支援,⑤研究開発・産業促進・国際展開,の5つの柱に沿って施策を推進していくこととされている.具体的には,「共生」の取組として,認知症サポーターなどが支援チームを作り,見守りや外出支援などを行う仕組みである「チームオレンジ」の取組推進や,認知症の人本人による「希望大使」等の普及啓発活動の推進などを進めるとともに,「予防」の取組として,高齢者が身近に参加できる「通いの場」の拡充や認知症に関する研究開発等が推進されている状況にある.

これらの政策は,認知症の早期診断・早期対応を起点にして,保健,医療,介護,リハビリテーション,住まい,生活支援,家族支援,権利擁護にかかる必要なサービスを一体的に提供できる地域の仕組みを創ること,つまり,認知症の人の暮らしを支えることができる地域包括ケアシステムを実現することを目指したものにほかならない.

ここで言われる地域包括ケアシステムとは,高齢者人口の急速な増加と慢性疾患の増加に対応するために,ケアの質を担保し,かつ持続可能な社会保障を確保することを目指して提案された新たなサービス提供体制である.これは,「地域のニーズに根ざし,その地域の人々の信念や価値観に合わせ,その地域の人々の参加によって保障されるケアシステム＝地域ケア」(Community-based Care System)と「異なる組織間のケアの連携・協調によって,ケ

アの分断を減らすことを目指したケアシステム＝統合ケア」(Integrated Care System)を結合させたものと考えられている[11].わが国では,高齢者が暮らす日常生活圏域(概ね中学校区)において,「住まい」「生活支援・福祉サービス」を前提に,「保健・予防」「医療・看護」「介護・リハビリテーション」を,「本人・家族の選択と心構え」に基づいて,それぞれの地域の特性に応じて,地域住民の参加のもとで,一体的に提供されるシステム,とされている[12].ここで,「住まい」と「生活支援・福祉サービス」が強調されている点は重要である.わが国の21世紀の高齢化の進展は,特に都市部において,一人暮らし高齢者世帯の急速な増加を伴っており[13],その点に特徴がある(図0-3,図0-4).

このことは,認知症をもって生きる単独高齢者の増加を意味している.認知症高齢者はその初期段階において,金銭管理,服薬管理,家事,買い物,交通機関の利用などの手段的日常生活動作(IADL)に支障をきたすが,これらは一人暮らしに必要とされる生活機能にほかならない.そのために,一人暮らしの認知症高齢者は,その初期段階において生活破綻の危機に直面することになる.この段階の生活課題は,医療サービスや介護サービスだけでは対応できず,通常は家族がこれらの生活課題に対応している.しかし,家族がいない一人暮らしの認知症高齢者では,家族に代わる支援が求められる.「住まい」と「生活支援・福祉サービス」は,そのような一人暮らしの認知症高齢者には不可欠の支援となる.

3　本書の目的

認知症の人や介護者が住み慣れた地域で穏やかな暮らしを継続できるようにするには,地域のなかで,認知症に気づき,総合的なアセスメントを実施し,多職種間で情報を共有し,必要な支援を統合的に調整していくことが必要である.

DASC-21は,原則として研修を受けた専門職がチェックするが,暮らしに密着したわかりやすい項目であることから,認知症の疑いがある方やご家族等にも理解しやすく,簡単で短時間に「認知機能」

と「生活機能」の障害を評価することができる.

　また,前述の「認知症施策推進大綱」で,認知症の人本人による社会参加の視点が取り入れられたように,地域包括ケアシステムも政策的な課題とされてから10年以上が経つなかで,その深化に向けた検討が進められ,「社会が個人の意思決定に可能な限り寄り添える社会」である社会包摂が目指されている[14].

　DASC-21は,ご家族と専門職ばかりでなくご本人をもつなぐ「共通言語」として結果を共有し,支援体制づくりにも幅広く活用することができる.

　一方,DASC-21を正しく使用するには,その基盤として,認知症に関する基礎知識とともに認知症の総合アセスメントに関する基礎理解が不可欠である.

　本書では,認知症総合アセスメントの視点,考え方,その具体的な方法に関する知識とともにDASC-21の使用方法と留意点等を解説する.また,DASC-21基礎講座の研修教材(eラーニングを含む)の『標準テキスト』に該当する.

　本書が認知症医療・ケアに携わる多くの専門職をはじめ,認知症の人を支援するさまざまな立場の方の学習に役立てば幸いである.

参考文献
1) 厚生労働省老健局高齢者支援課認知症・虐待防止対策推進室「認知症施策推進総合戦略(新オレンジプラン)-認知症高齢者等にやさしい地域づくりに向けて」〔2015(平成27)年1月27日〕
2) 国立社会保障・人口問題研究所「日本の将来推計人口(平成29年推計)」報告書,2017
3) 朝田隆「認知症の人はどのくらいいるのか」粟田主一編「認知症―地域で支える」『こころの科学』161,12〜16頁,2012.
4) 朝田隆「都市部における認知症有病率と認知症の生活機能障害への対応」厚生労働科学研究費補助金認知症対策総合研究事業「平成23年度〜平成24年度総合研究事業報告書(平成25年3月)
5) 二宮利治「日本における認知症の高齢者人口の将来推計に関する研究総括報告書」厚生労働科学研究費補助金厚生労働科学特別研究事業「平成26年度　総括・分担研究報告書(平成27年3月)」
6) 粟田主一「わが国の若年性認知症の有病率と有病者数について」地方独立行政法人東京都健康長寿医療センタープレスリリース(令和2年7月27日)
7) 厚生労働省認知症施策検討プロジェクトチーム「今後の認知症施策の方向性について」(平成24年6月18日)
8) 厚生労働省「認知症施策推進5か年計画(オレンジプラン)」(平成25年度から29年度までの計画)(平成24年9月5日)
9) 厚生労働省「認知症施策推進総合戦略(新オレンジプラン)〜認知症高齢者等にやさしい地域づくりに向けて〜(新オレンジプラン)」(平成29年7月5日)
10) 認知症施策推進関係閣僚会議「認知症施策推進大綱」(令和元年6月18日)
11) Plochg T, Klazinga NS: Community-based integrated care: myth or must? International Journal of Quality in Health Care 14: PP.91-101, 2002
12) 三菱UFJリサーチ&コンサルティング「<地域包括ケア研究会>地域包括ケアシステムの構築における今後の検討のための論点」(持続可能な介護保険制度及び地域包括ケアシステムのあり方に関する調査研究),平成24年度厚生労働省老人保健健康増進等事業,2012年
13) 国立社会保障・人口問題研究所「日本の世帯数の将来推計(都道府県別推計)2019(平成31)年推計-2015(平成27)年〜2040(平成52)年-」,2020
14) 三菱UFJリサーチ&コンサルティング「<地域包括ケア研究会>2040年:多元的社会における地域包括ケアシステム」(地域包括ケアシステムの深化・推進に向けた制度やサービスについての調査研究),平成30年度厚生労働省老人保健健康増進等事業,2019

第1章　認知症総合アセスメントの重要性

第1節　認知症アセスメントの考え方

1　認知症の臨床像

　認知症は，脳の器質的障害（認知症疾患）によって，いったん発達した知的機能（認知機能）が，日常生活や社会生活に支障をきたす程度にまで，持続的に障害された状態，と定義されている．つまり，何らかの脳の器質的障害（認知症疾患）によって認知機能が障害され，これによって生活機能が障害された状態が認知症である．このような「脳の病気－認知機能障害－生活障害」の三者の連結が認知症概念の中核を構成している．

　しかし，認知症の臨床像の全体はこれだけでは説明しきれない．認知症では，「脳の病気－認知機能障害－生活障害」を中心にして，さまざまな「身体合併症」や，さまざまな「行動・心理症状」が認められる．これらの個々の障害や症状は相互に影響を及ぼし合いながら，認知症の臨床像を複雑なものにしていく．特に，「身体合併症」と「行動・心理症状」は相互に密接な関連をもち，行動・心理症状が悪化すれば身体合併症が悪化し，身体合併症が悪化すれば行動・心理症状が悪化するというような悪循環を形成する．

　認知症の特性は，「経過とともに臨床像が複雑化していくこと」「複雑性のプロセスが進展していくこと」といっても過言ではない．そして，まさにこの複雑性のために，認知症の人はさまざまな「社会的困難」に直面し，QOL（Quality of Life：生活の質）を低下させていく．例えば，一人暮らしの認知症の人は，認知機能障害や生活障害のために，社会生活が阻まれ，社会活動が減少し，人とのコミュニケーションも希薄になって，社会的に孤立しやすくなる．また，計画的に行動や家計の管理などにも支障が現れ，家の中はしばしばゴミだらけになり，生活も困窮し，経済被害を受けやすくなる．そのような状況のなかで，しばしば不安，抑うつ，被害妄想，攻撃性などの行動・心理症状が現れ，近隣とのトラブルも生じやすくなる．家族と同居している場合には，臨床像の複雑さゆえに，家族介護者は疲弊し，家族介護者に健康問題や，虐待の問題が生じたり，ときには介護心中といった危機的事態に直面することもある（図1-1）．

参考：認知症という用語について

> 　従来，わが国では「痴呆」という用語が広く用いられてきたが，この呼称が認知症の人の「尊厳の保持」という姿勢と相容れないという意見が出され，呼称の見直しに関する要望書が2004年4月に厚生労働大臣に提出された．その後4回の検討会を経て「認知症」という用語が提唱されるに至り，同年12月に厚生労働省老健局通知によって「認知症」という呼称が行政用語として用いられるようになり，さらに関連学会においてもこの用語の使用が承認されて医学用語として使用されるようになった．

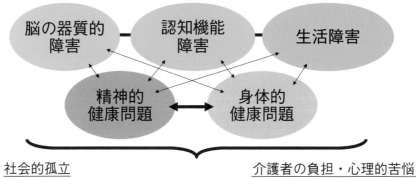

図1-1　認知症の臨床像の全体

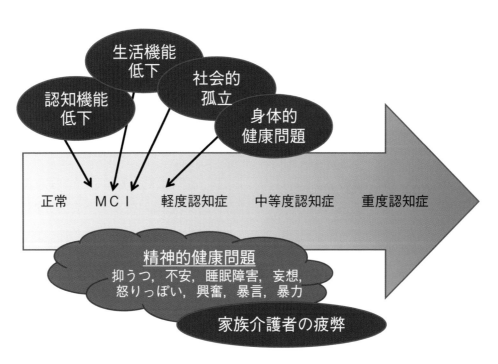

図1-2　認知症の初期にみられる変化―複雑化のはじまり

2　認知症初期支援の重要性

　このような複雑性のプロセスは，認知症の初期段階において，すでにその萌芽が認められている．

　認知症は，正常の段階から，軽度認知障害（Mild Conguitive Impairment：MCI）と呼ばれる認知症の前駆段階を経て，軽度認知症，中等度認知症，重度認知症と進行していく．この経過の初期段階で，認知機能の低下や生活機能の低下が現れ，社会とのかかわりが希薄になり，身体的不調も現れやすくなる．また，本人も，それらによってさまざまな「生活のしづらさ」を体験することになり，気持ちがふさぎこんだり，心配になったり，不安になったり，夜も眠れなくなったり，ときにはイライラして怒りっ

複雑化のプロセスが進展する前に，認知症疾患の診断と総合的アセスメントを実施し，
これに基づいて必要な予防，保健，医療，介護，リハビリテーション，
住まい，生活支援などのサービスを統合的に提供し，認知症の人と家族が生活の質を保持し，
穏やかで安全な生活を継続できるようにする.

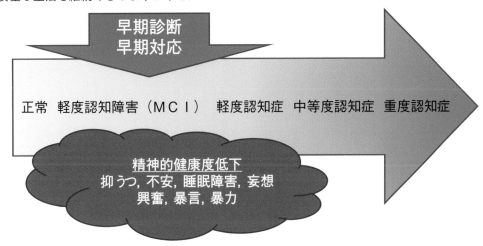

図1-3　認知症の早期診断・早期対応とは何か

ぽくなったり，被害的に考えるようになったり，興奮したり，暴言や暴力が現れたり，心の状態が不安定になることがある（図1-2）.

認知機能が低下し，生活機能が低下し，社会的に孤立し，身体的健康状態が悪化することは，一般高齢者のウェルビーイング（Wellbeing）の低下の危険因子でもある. したがって，経過が進行し，複雑性のプロセスがさらに進展し，本人や家族のQOLが低下する前に，認知症の初期の段階で，必要な支援につながることができるようにしておくことが重要である（図1-3）.

3　認知症総合アセスメントの考え方

このように，認知症の早期診断・早期対応とは，認知症の臨床像が複雑化する前に，臨床像の全体を総合的にアセスメントし，多職種間で情報を共有し，これに基づいて必要な保健・予防，医療・看護，介護・リハビリテーション，生活支援，家族介護者の支援，住まい，権利擁護などのサービスを統合的に提供し，認知症の人と家族のQOLを保持することにほかならない.

ここでは，認知症の臨床像全体を総合的にアセスメントすることを「認知症の総合アセスメント」

（comprehensive geriatric assessment for dementia；CGA-D）と呼ぶ. 認知症の総合アセスメントを行うためには，図1-1に示した六つの領域をとらえる必要があるが，そのためには少なくとも表1-1に掲げられている項目についての基礎知識が必要である.

第2章以降で，認知症を総合的にアセスメントする際に必要となる六領域の基礎知識を概説する. 特に，DASC-21を用いる専門職等は，認知症アセスメントを総合的に理解したうえで，適切に使用することが重要である.

第2節　認知症アセスメントを理解する基礎知識

1　認知症疾患に関する基礎知識

認知症の原因となる脳の疾患のことを「認知症疾患」と呼ぶ. 認知症疾患には数多くの病気があるが，認知症疾患医療センターの外来新患受診者の診断名をみると，その割合は概ね図1-4のようになる. これをみてわかるように，認知症疾患のなかで最も頻度が高いのは，アルツハイマー型認知症（脳血管障害を伴うものを含む）であり，血管性認知症，レビー小体型認知症，前頭側頭葉変性症（前頭側頭型認知

表1-1　認知症の総合アセスメントに関係する領域と各領域のキーワード

領　域	キーワード
認知症疾患	アルツハイマー型認知症，血管性認知症，レビー小体型認知症，前頭側頭葉変性症，正常圧水頭症，外傷による認知症，アルコール性認知症，パーキンソン病，進行性核上性麻痺，大脳皮質基底核変性症，慢性硬膜下血腫，甲状腺機能低下症，ビタミン欠乏症など
認知機能障害	近時記憶障害，遠隔記憶障害，時間失見当識，場所失見当識，視空間認知障害，注意障害，作業記憶障害，実行機能障害，言語理解障害，発語障害，意味記憶障害など
生活障害	基本的日常生活動作（排泄，食事，着替え，整容，移動，入浴）の障害，手段的日常生活動作（電話の使用，買い物，食事の支度，掃除，洗濯，交通手段を利用しての移動，服薬管理，金銭管理など）の障害
身体合併症	高血圧症．慢性心不全，虚血性心疾患，心房細動，糖尿病，慢性閉塞性肺疾患，誤嚥性肺炎，慢性腎不全，がん，貧血症，脱水症，白内障，難聴，変形性関節症，骨折，前立腺肥大症，褥瘡，歯周病，口腔乾燥症，パーキンソン症候群，脳梗塞など
行動・心理症状	妄想，幻覚，誤認，抑うつ状態，アパシー，不安，徘徊，焦操，破局反応，不平を言う，脱抑制，じゃまをする，拒絶症，（せん妄）など
社会的状況	社会的孤立，身寄りなし，近隣トラブル，悪質商法被害，交通事故の危険，経済的困窮，路上生活，ゴミ屋敷，受診拒否，医療機関や介護施設での対応困難，介護負担，介護者の健康問題，虐待，家庭崩壊，介護心中の危険，老老介護，認認介護など

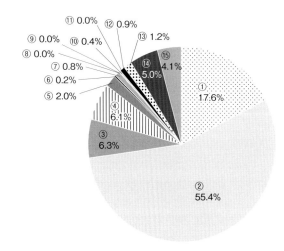

①軽度認知障害（MCI）

②アルツハイマー型認知症（G30，F00）

③血管性認知症（F01）

④レビー小体型認知症（G31，F02）

⑤前頭側頭葉変性症
　（行動障害型・言語障害型を含む G31，F02）

⑥外傷性脳損傷による認知症（S06，F02）

⑦物質・医薬品誘発性による認知症
　（アルコール関連障害による認知症を含む）

⑧HIV感染による認知症（B20，F02）

⑨プリオン病による認知症（A81，F02）

⑩パーキンソン病による認知症（G20，F02）

⑪ハンチントン病による認知症（G10，F02）

⑫正常圧水頭症（G91）

⑬他の医学的疾患による認知症（F02）

⑭複数の病因による認知症（F02）

⑮詳細不明の認知症（F02）
　（前記3〜15に該当しないもの）

図1-4　全国の認知症疾患医療センターで診断された認知症関連疾患の診断名別割合（N＝98,371）
　資料：令和2年度老人保健事業推進費等補助金老人保健健康増進等事業「認知症疾患医療センターの事業評価及び質の管理に関する調査研究事業報告書」令和3年3月　地方独立行政法人東京都健康長寿医療センター

症）がこれに次ぐ．そのため，この四疾患のことを「認知症の四大疾患」と呼ぶことがある．

2　認知機能障害に関する基礎知識

認知症にみられる認知機能障害のタイプは，障害される脳の部位と密接に関連している．例えば，アルツハイマー型認知症では，側頭葉と頭頂葉が強く障害されるために，側頭葉の症状である「少し前の出来事をすっかり忘れる」（近時記憶障害）と「人の言っていることが理解できない」（言語理解の障害）という症状，頭頂葉の症状である「距離感や方向感覚が悪くなる」「道に迷って家に帰ってこられなくなる」（視空間認知の障害）という症状が現れやすくなる．血管性認知症や前頭側頭葉変性症では前頭葉機能が障害されることが多いために，注意が散漫になり（注意障害），自発性が低下し，計画的に，段取りよく，目的に向かって行動することができなくなったり（実行機能障害），頭のなかで暗算などの作業をするのが不得手となったり（作業記憶の障害），言葉がなかなか出なくなったり（発語障害）する．

また，側頭葉の前部の障害が目立つ場合には，「物の名前が言えない」「物の名前を言ってもそれが何のことだかわからない」（意味記憶の障害）といった

特徴的な言語症状が現れる．レビー小体型認知症では後頭葉が障害されるために幻視や錯視が出現しやすく（視覚認知の障害），脳幹が障害されるためにパーキンソン症状や意識レベルの変動が生じやすくなる（図1-5）．

3　生活障害に関する基礎知識

このような認知機能障害によって日々の生活に支障をきたすようになるのが認知症の最大の特徴である．生活機能は日常生活動作（Activity of Daily Living：ADL）とも呼ばれている．ADLのなかでも，自分の身のまわりのことを自立して行う能力は基本的日常生活動作（Basic Activities of Daily Living：BADL）または身体的日常生活動作（Physical Activities of Daily Living：PADL）（例：食事，入浴，排泄，着替え，整容，移動）と呼ばれている．家事など一人暮らしを維持していくために必要な能力は手段的日常生活動作（Instrumental Activities of Daily Living：IADL）（例：電話の使用，買い物，食事の支度，掃除，洗濯，交通手段を利用しての移動，服薬管理，金銭管理）という．認知症が軽度の段階ではIADLのみが障害され，中等度になるとBADLが部分的に障害され，重度になるとBADLが全面的に障

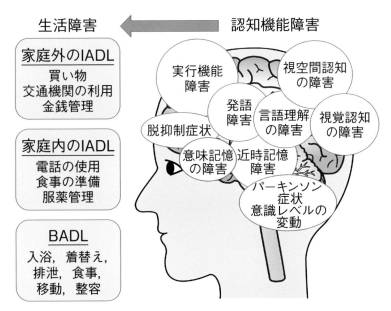

注：パーキンソン症状は認知機能障害ではなく神経症状である．

図1-5　認知機能障害と生活障害

害される.

IADLの障害は，さらに，社会生活を営むためのIADL（家庭外のIADL），家庭生活を行うためのIADL（家庭内のIADL）に分類することもできる（図1-5参照）．生活障害の評価は介護ニーズを把握するための重要なポイントである（表1-2，表1-3）.

▌4　認知症の行動・心理症状（BPSD）に関する基礎知識

認知症では，脳の病気の直接的な影響によって，あるいは認知機能障害や生活障害の二次的な影響によって，あるいは身体合併症を背景にして，さまざまな精神症状や行動障害が現れる．このような精神症状や行動障害のことを「認知症の行動・心理症状（Behavioral and Psychological Symptoms of Dementia：BPSD）」と呼ぶ.

BPSDは，行動症状（通常は患者を観察することによって明らかにされる）と心理症状（通常は患者や家族等との面談によって明らかにされる）に分類される（表1-4）．認知症の初期には，抑うつ，不安，

怒りっぽさ，自発性低下，妄想，幻覚などの心理症状が認められやすく，進行すると徘徊，脱抑制，喚声（叫声），食行動異常，介護への抵抗，不潔行為などの行動症状が認められやすくなる．BPSDについては，第5章で詳しく解説する.

一方，認知症では，せん妄を合併することもあるが，せん妄は通常はBPSDに含めない（せん妄はBPSDを悪化させる要因とされている）．認知症では身体合併症や薬の副作用があるときにせん妄が現れやすくなる.

せん妄については，第6章で詳しく解説する.

▌5　身体合併症に関する基礎知識

認知症では，通常，さまざまな身体症状，身体障害，身体疾患が認められる．高齢者に一般的によくみられる徴候のことを"老年症候群"と呼ぶが，認知症では老年症候群が顕著に現れる傾向がある．また，認知機能障害や生活障害によって，服薬管理や栄養管理などの健康を守るための自律的活動が障害

表1-2　手段的日常生活動作（IADL）とは

◆ポイント◆

手段的日常生活動作（Instrumental Activities of Daily Living：IADL）は，一人で自立した生活を営むのに必要な生活機能と考えられている．IADLの障害は軽度認知症を特徴づける重要な障害である.

IADLは，通常，以下の8項目をチェックする.

□　電話の使用
□　買い物
□　食事の支度
□　掃除
□　洗濯
□　移動・外出
□　服薬の管理
□　金銭の管理

このなかで，服薬管理，栄養管理（食事の支度）は「健康の保持」にかかわる重大な項目である.

一人暮らしの高齢者のお宅に訪問したときなどには，確実にチェックすることが大切である.

表1-3　基本的日常生活動作（BADL）とは

◆ポイント◆

基本的日常生活動作（Basic Activities of Daily Living：BADL）または身体的日常生活動作（Physical Activities of Daily Living：PADL）の障害は，中等度以上の認知症を特徴づける重要な障害である.

BADLは，通常，以下の6項目をチェックする.

□　排泄
□　食事
□　着替え
□　身繕い（整容）
　　・身だしなみ
　　・髪や爪の手入れ
　　・洗面・歯磨き
　　・髭そり
□　移動能力
□　入浴

運動麻痺や痛みなど，明らかに身体的な原因でBADLが障害されている場合には，認知機能障害に起因する生活障害ではないので，認知症の重症度とは直接関連しなくなる.

されるために，身体機能がますます低下し，新たな病気を発症したり，悪化したりして，救急医療が必要になることもしばしばある．

　一般に，身体的問題があると精神的問題（BPSDやせん妄など）は増悪し，精神的問題があれば身体的問題がさらに増悪するという悪循環を形成する．認知症にみられる身体症状，身体疾患として特に留意されるべきものを表1-5に示す．

6　社会的困難について

　上記で述べてきたような障害が複合するために，認知症の人とその家族等は，さまざまな社会的な困難に直面しやすくなる（図1-3参照）．認知症の人は社会的な孤立状況におかれやすく，特に一人暮らしの場合には，悪質業者にだまされたり，経済的困窮状態に陥ったり，近隣トラブルを招いたり，身体疾患の発見が遅れ救急事例化することが少なくない．一方，認知症の人を介護する家族等は，介護負担のために，精神的・身体的健康を害することがある．また，虐待や介護心中など深刻な事態に陥る危険性もある．このような社会的困難に対応していくためには，さまざまな社会資源を組み合わせて包括的な介入を行う必要が生じるが，しかし，一般的な医療

サービスや介護サービスの事業所では，しばしばこのような問題に対応できるだけの十分な余裕がなく，そのために複合的な問題をもつ認知症の人ほど医療機関や介護サービス事業所で受け入れを断られてしまうといった問題も生じがちである．

　このように，ケアを必要とすれば必要とするほど，かえってケアが受けられなくなるという事態は「さかさまケアの法則」と呼ばれている（Hart JT: The inverse care law. Lancet, 1, PP.405-412, 1971）．

7　認知症の経過と重症度

　多くの認知症疾患は，進行性に経過し，時間とともに重症度を増していく（図1-6）．そして，その重症度のステージに応じて，さまざまな医療ニーズや介護ニーズが現れる．適切な医療と介護は，認知症の重度化を緩和し，救急事例化を防ぎ，認知症高齢者とその家族等の生活の質（QOL）を高めることに寄与するであろう．

　一方，医療や介護が不適切であれば，認知症高齢者の健康状態は悪化し，BPSDが顕著となり，認知機能障害や生活障害も重度化し，認知症をもつ高齢者も介護する家族等も，生活を維持することが困難

表1-4　認知症の行動・心理症状（BPSD）の特徴

グループ1 （やっかいで対処が難しい症状）	グループ2 （やや対処に悩まされる症状）	グループ3 （比較的処置しやすい症状）
心理症状 ・妄想 ・幻覚 ・抑うつ ・不眠 ・不安 行動症状 ・身体的攻撃性 ・徘徊 ・不穏	心理症状 ・誤認 行動症状 ・焦燥 ・社会通念上の不適当な行動と性的脱抑制 ・部屋の中を行ったり来たりする ・喚声	行動症状 ・泣き叫ぶ ・ののしる ・無気力 ・繰り返し尋ねる ・シャドーイング（人につきまとう）

出典：IPA: Behavioral and Psychological Symptoms of Dementia（BPSD）- Education Pack. International Psychogeriatric Association（2003）．（日本老年精神医学会監訳，国際老年精神医学会『痴呆の行動と心理症状』，アルタ出版，2005年）

表1-5 認知症によくみられる身体症状・身体疾患

身体症状	（1）運動症状	パーキンソニズム, 不随意運動, パラトニア, 痙攣, 運動麻痺
	（2）廃用症候群	筋萎縮, 拘縮, 心拍出量低下, 低血圧, 肺活量減少, 尿失禁, 便秘, 誤嚥性肺炎, 褥瘡
	（3）老年症候群	転倒, 骨折, 脱水, 浮腫, 食欲不振, 体重減少, 肥満, 嚥下困難, 低栄養, 貧血, ADL低下, 難聴, 視力低下, 関節痛, 不整脈, 睡眠時呼吸障害, 排尿障害, 便秘, 褥瘡, 運動麻痺
	（4）その他	嗅覚障害, 慢性硬膜下血腫, 悪性症候群
身体疾患	（1）全身疾患	脱水症, 低栄養, 電解質異常など
	（2）呼吸器疾患	誤嚥性肺炎, 慢性閉塞性肺疾患, 肺結核, 肺がんなど
	（3）循環器疾患	高血圧症, うっ血性心不全, 虚血性心疾患, 心房細動など
	（4）消化器疾患	消化性潰瘍, 腸閉塞, 肝硬変, アルコール性肝障害, がんなど
	（5）腎疾患	腎硬化症, 高血圧性腎症, 糖尿病性腎症, 慢性腎不全など
	（6）内分泌	代謝疾患：糖尿病, 甲状腺機能低下症など
	（7）泌尿器科疾患	下部尿路障害, 尿路感染症, 前立腺肥大症, がんなど
	（8）整形外科疾患	骨粗鬆症, 骨折など
	（9）皮膚科疾患	褥瘡, 白癬, 疥癬など
	（10）眼科疾患	視力障害, 白内障, 緑内障など
	（11）耳鼻咽喉科疾患	難聴, めまいなど
	（12）神経・筋疾患	脳血管障害, パーキンソン症候群など
	（13）口腔疾患	う蝕, 歯周病など

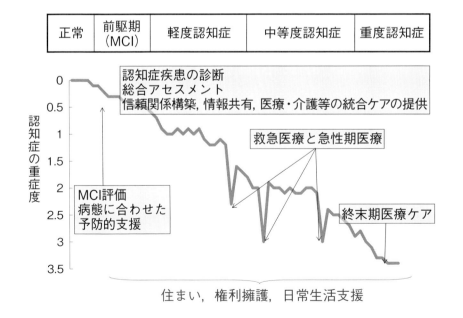

図1-6 認知症のステージからみたケアのニーズ

になる．認知症の人が抱える身体的・精神的・社会的な臨床像の全体を総合的にアセスメントして，ステージに応じた適切なサービスを包括的に提供していけるような地域システムを創り出していくことが，これからの認知症施策の目指すべき方向性である．

第2章　認知症の診断と代表的な認知症疾患

第1節　認知症の診断の基本的考え方

認知症を診断するためには，第一に認知症であることを診断し，第二に認知症の原因疾患（認知症疾患）を診断しなければならない．

また，認知症の人の尊厳を保持し，その人の生活を支えていくためには，認知症の臨床像全体を総合的に評価することが重要であり，認知症疾患の診断はその一つを構成するものである．（第1章の図1-1，表1-1参照）

1　認知症であることの診断

認知症であることを診断するためには，「認知機能障害」と，それに起因する「生活障害」の存在を確認したうえで，以下の三つの病態を除外する必要がある．

① 乳幼児期の発達段階で認知機能がすでに障害されており，そのために生活機能が障害されている場合は，"精神発達遅滞"または"発達障害"と呼ばれる状態であり，認知症とは区別される．認知症であることを診断するためには，生活歴を聴取して，知的機能や生活機能が以前は正常であったことを確認する．

② 意識混濁のために認知機能が障害されている場合は"せん妄"と呼ばれ，認知症とは区別される．せん妄は薬や全身疾患などが原因となる．急性に発症することが多く，注意障害が目立ち，幻覚や錯覚，睡眠－覚醒リズムの障害がみられ，

一日の中で症状が変動する．通常は一過性で，原因の除去や全身状態の改善とともに回復する（詳しくは，第6章「せん妄」参照）．

③ うつ病や統合失調症などの精神疾患によって認知機能や生活機能が障害されることがある．うつ病や統合失調症は既知の脳疾患にその原因を求めることができないが，認知症は，既知の脳疾患にその原因を求めることができるという意味で，"器質性精神疾患"に位置づけられている．

2　認知症の原因疾患の診断

認知症の原因となる疾患のことを認知症疾患と呼ぶ（表2-1）．認知症疾患の種類は多いが，このなかでアルツハイマー病，脳血管性認知症，レビー小体型認知症，前頭側頭葉変性症は，一般臨床において比較的高頻度に認められる認知症疾患である．また，アルコール関連障害，甲状腺機能低下症，正常圧水頭症，慢性硬膜下血腫，ビタミン欠乏症などは早期発見・早期治療によって回復可能な認知症疾患（treatable dementia）であり，鑑別診断時に特に注意が必要である．

第2節　代表的な認知症疾患

1　アルツハイマー病 (Alzheimer's Disease：AD)

(1) 概念と歴史

神経病理学的に海馬や大脳皮質を中心とする広範

表2-1　代表的な認知症疾患

①	中枢神経変性疾患（アルツハイマー病，前頭側頭葉変性症，レビー小体型認知症，パーキンソン病，進行性核上性麻痺，大脳皮質基底核変性症など）
②	脳血管障害（脳梗塞，脳出血など）
③	脳腫瘍
④	正常圧水頭症
⑤	頭部外傷
⑥	神経感染症（クロイツフェルト・ヤコブ病，進行麻痺，脳炎後遺症など）
⑦	代謝性・内分泌性・欠乏性疾患（肝性脳症，アルコール関連障害，甲状腺機能低下症，ビタミンB_{12}欠乏症，葉酸欠乏症，無酸素あるいは低酸素症など）

な神経細胞の脱落とさまざまな程度の老人斑，神経原線維変化を認める認知症疾患である.

1906年にアルツハイマー（Alzheimer, A.）が報告した51歳女性の一剖検例が最初の報告である. 1980年代に老人斑の主要構成成分はアミロイドβ蛋白（Aβ），神経原線維変化の主要構成成分はタウ蛋白であることが明らかにされ，その後，アミロイドβの脳内沈着，神経細胞死に至るというアミロイド・カスケード仮説が提唱された. 今日では，この仮説に基づいた治療がアルツハイマー病の根本的治療につながるものと期待されており，その研究開発が進められている.

(2) 臨床症状と経過

発症は潜行性であり，進行は緩徐である. その経過は，病変が海馬に始まり徐々に側頭葉，頭頂葉，大脳皮質全体に広がっていく過程を反映する.

① 病初期（軽度認知症）には近時記憶障害が認められ，次第に時間の見当識障害や視空間構成障害が認められるようになる. 注意・作業記憶障害や実行機能障害（遂行機能障害）を伴うことが多い. BADL（Basic Activities of Daily Living：基本的日常生活動作）は保持されているが，IADL（Instrumental Activities of Daily Living：手段的日常生活動作）の障害が目立つのがこの時期の特徴である.

② 中期（中等度認知症）になると場所の見当識障害や遠隔記憶障害も認められるようになり，聴覚性言語理解が不良となり，社会的な判断力低下も顕著となる. 着脱衣，入浴，排泄，食事，移動など，BADLに介助を要するようになるのがこの時期の特徴である.

③ 後期（重度認知症）には，自分の生活史が想起できなくなり，人物の見当識も障害され，家族のことも認識できなくなる. 自発性が著しく低下し，発語も少なくなる. 運動機能も障害されて歩行困難になり，日常生活は全介助となる.

(3) 診断

診断の基本は，①認知症であること，②発症が潜行性で，緩徐に進行していること，③ほかの認知症疾患が除外できることである. アルツハイマー病にみられる認知機能障害の特徴を理解しておくことが診断に役立つ.

アルツハイマー病では末期まで運動障害，自律神経障害などの神経学的所見が認められない. 初期から神経学的所見を認める場合にはアルツハイマー病以外の認知症を疑う必要がある. CT（computed tomography）やMRI（magnetic resonance imaging）で側頭葉内側面の萎縮が病初期から認められ，疾患の進行の程度とともにびまん性脳萎縮が進行する. SPECT（single photon emission CT）やPET（positron emission CT）では，頭頂・側頭葉領域に局所脳血流低下や代謝低下が認められることが多い.

2 血管性認知症 (Vascular Dementia：VD)

(1) 概念と歴史

　脳血管障害に関連して出現する認知症の総称である．その起源は，19世紀末から20世紀初頭に進行麻痺や老年痴呆から動脈硬化性精神障害の概念を独立させたビンスワンガー (Binswanger, L.) やアルツハイマーの業績に遡る．クレペリン (Kraepelin, E.) は動脈硬化に関連する精神障害の多様性を強調し，全人格が変化して認知症に至る群と卒中発作をもって始まる群に分類した．その後さまざまな分類法が提唱されたが，ここでは国際的分類に準じた三類型について述べる．

(2) 分類と特徴

① 多発梗塞性認知症 (皮質性認知症)：大脳皮質に多発性の梗塞が生じた結果，複数の認知ドメイン (領域，分野) が障害された認知症．卒中発作によって急性に発症し，階段状に進行する．梗塞部位に一致して，失語，失行，失認，視空間障害，構成障害，実行機能障害などの高次脳機能障害や運動麻痺が認められる．

② 戦略的重要部位の梗塞による認知症 (局在病変型梗塞認知症)：高次脳機能に直接関与する重要な部位の小病変によって出現する．皮質性と皮質下性に大別され，皮質性には角回症候群，後大脳動脈症候群，中大脳動脈領域梗塞があり，皮質下性には視床性認知症，前脳基底部梗塞がある．海馬，帯状回，脳弓，尾状核，淡蒼球，内包膝部・前脚なども重要である．

③ 小血管病変による認知症 (皮質下血管性認知症)：画像上，大脳基底核，白質，視床，橋などに多発性小梗塞 (多発ラクナ梗塞性認知症) を認めるものと，高度の白質病変を認めるもの (ビンスワンガー病) がある．多くは緩徐に進行し，実行機能障害，思考緩慢，抑うつ，感情失禁などを認めるが，記憶機能は比較的保たれていることが多い．運動麻痺，偽性球麻痺，パーキンソニズム，腱反射亢進，病的反射，協調運動障害，過活動膀胱などがみられる．

(3) 診断

　①認知症があること，②脳血管障害があること，③両者の間に病因論的関連があることを証明する．①については，認知機能障害と生活障害の存在を確認する．②については，局所神経症候 (片麻痺，下部顔面神経麻痺，バビンスキー徴候，感覚障害，半盲，構音障害など) を確認するか，画像検査で多発性梗塞，重要な領域の単発梗塞，大脳基底核や白質の多発性小梗塞，広範な白質病変，これらの組み合わせなどを証明する．

　③について，時間的関連性 (明らかな脳梗塞後3カ月以内の発症，動揺性経過，階段状の進行) と空間的関連性 (病変の局在・性質から認知症の成立が説明できる) があることを示す．ただし，皮質下血管性認知症は潜行性に発症することが多いので時間的関連性の証明は困難である．

3 レビー小体型認知症 (Dementia with Lewy Bodies：DLB)

(1) 概念と歴史

　認知症とパーキンソニズムを主症状とし，レビー小体が脳幹のほかに大脳皮質や扁桃核にも多数出現する認知症疾患である．1976 (昭和51) 年以降の小坂らの一連の報告によって初めて明らかにされた．その後，同様の症例が相次いで報告され，1995 (平成7) 年に英国で開催された第1回国際ワークショップで疾患概念が提唱され，1996 (平成8) 年に臨床および病理診断基準がNeurology誌に掲載されてから臨床医の間で広く知られるようになった．1997 (平成9) 年にはレビー小体の主要な構成成分がαシヌクレインであることが明らかにされ，現在ではαシヌクレイン異常症といった包括的概念も提唱されている．

(2) 臨床症状

　進行性の認知機能障害を認めるが，アルツハイマー病と比較すると記憶障害の程度は軽く，実行機能障害，注意障害，視空間構成障害など前頭葉・頭頂葉機能に由来する症状が目立つ．

　注意や覚醒レベルの著明な変化を伴う認知機能の

変動は，レビー小体型認知症の中核的特徴であり，日中の過度の傾眠や覚醒時の一過性の混乱がみられることがある．反復して現れる具体的な幻視もレビー小体型認知症の中核的特徴であり，人物，小動物，虫などが多い．幻視は，認知の変動と連動して，注意・覚醒レベルの低下時や夕方など薄暗い時期に起こる傾向がある．幻視以外にも，誤認妄想（例：「誰かが家の中にいる」「自宅が自宅でないと主張する」「妻の顔を他人と見間違える」）などの精神病症状や抑うつ症状もしばしば認められる．

　パーキンソニズムはレビー小体型認知症診断時の25～50%に認められる．レビー小体型認知症の運動症状はパーキンソン病で一般にみられるものと変わりないが，対称性の筋固縮と寡動が主体で，振戦が目立たないことが多く，動作時振戦やミオクローヌスがときどき認められる．

　レム睡眠時に筋緊張の抑制が欠如するため，夢内容と一致する異常行動（大声をあげる，隣で寝ている配偶者を殴るなど）が現れることがある（レム期睡眠行動異常症）．また，抗精神病薬に対する感受性がみられ，少量の使用でもパーキンソニズムの悪化や意識障害，悪性症候群を呈することがあるために注意を要する．便秘，神経因性膀胱，起立性低血圧などの自律神経症状も認められ，転倒や失神の原因となるため注意を要する．

（3）診断

　レビー小体型認知症の臨床診断基準（2017）を表2-2に示す．進行性の認知機能障害（中心的特徴）を確認したうえで，四つの中核的特徴（認知機能の変動，幻視，レム期睡眠行動異常症，パーキンソニズム）のうち二つ以上を確認するか，一つ以上の中核的特徴と一つ以上の示唆的バイオマーカー（SPECTまたはPETで大脳基底核のドパミントランスポーターの取り込み低下，MIBG心筋シンチグラフィーでの取り込み低下，睡眠ポリグラフ検査による筋緊張低下を伴わないレム睡眠）を確認することによって，"レビー小体型認知症はほぼ確実"と診断される．

4　前頭側頭葉変性症（Frontotemporal lobar degeneration：FTLD）

（1）概念と歴史

　大脳前方領域に原発性変性を有する非アルツハイマー型変性性認知症疾患の総称である．

　歴史的には，1892（明治25）～1906（明治39）年にピック（Pick, A.）が前頭・側頭葉の萎縮を呈し，特異な言語症状と精神症状を示す一連の症例報告を行い，1911（明治44）年にアルツハイマー（Alzheimer, A.）が嗜銀性神経細胞内封入体（Pick球）を記載し，1926年にOnariとSpatzがPick病という名称を与えた疾患に端を発する．その後，神経病理学的な異種性が明らかとなり，1996（平成8）年に前頭側頭葉変性症（FTLD）という包括的概念が提唱され，1998（平成10）年にNearyらによって詳細な診断基準が示された．現在，FTLDは，①行動障害型前頭側頭型認知症（behavioral variant of Frontotemporal dementia：bvFTD），②進行性非流暢性失語症（Progressive non-fluent aphasia：PA），③意味性認知症（semantic dementia：SD）の3亜型に分類されており，①についてはRascovskyらの診断基準，②③についてはGorno-Tempiniらの診断基準が用いられている．

（2）臨床類型と特徴

① 　行動障害型前頭側頭型認知症では，前頭葉と側頭葉優位の病変が認められ，前頭葉損傷例に類似した性格変化と行動異常を中心とする臨床症状が潜行性に現れ，緩やかに進行する．早期から社会的対人行動の障害（反社会的・脱抑制的言動，考え無精，立ち去り行動など），自己行動の統制障害（自発性低下，不活発～過活動，落ち着きなさ，周遊行動など），情意鈍麻（無関心，優しさ・共感・思いやりの欠如など），病識欠如（精神症状に対する自覚の欠如，その社会的帰結に関する無関心など）が認められる．

② 　意味性認知症では，優位半球の側頭葉前方に限局性病変を認め，病初期に換語困難となり，失名辞が出現する．その後，徐々に語義失語を呈し，「鉛筆」のような誰でも知っているはずの物

表2-2　レビー小体型認知症（DLB）の臨床診断基準（2017）

DLBの診断には，社会的あるいは職業的機能や，通常の日常活動に支障を来す程度の進行性の認知機能低下を意味する認知症であることが必須である．初期には持続的で著明な記憶障害は認めなくてもよいが，通常進行とともに明らかになる．注意，遂行機能，視空間認知のテストによって著明な障害がしばしばみられる．

1. 中核的特徴（最初の3つは典型的には早期から出現し，臨床経過を通して持続する）
　　・注意や明晰さの著明な変化を伴う認知の変動
　　・繰り返し出現する構築された具体的な幻視
　　・認知機能の低下に先行することもあるレム期睡眠行動異常症
　　・特発性のパーキンソニズムの以下の症状のうち1つ以上：動作緩慢．寡動．静止時振戦．筋強剛

2. 支持的特徴
抗精神病薬に対する重篤な過敏症；姿勢の不安定性；繰り返す転倒；失神または一過性の無反応状態のエピソード；高度の自律機能障害（便秘，起立性低血圧，尿失禁なお）；過眠；嗅覚鈍麻；幻視以外の幻覚；体系化された妄想；アパシー，不安，うつ

3. 指標的バイオマーカー
　　・SPECTまたはPETで示される基底核におけるドパミントランスポーターの取り込み低下
　　・MIBG心筋シンチグラフィでの取り込み低下
　　・睡眠ポリグラフ検査による筋緊張低下を伴わないレム睡眠の確認

4. 支持的バイオマーカー
　　・CTやMRIで側頭葉内部が比較的保たれる
　　・SPECT，PETによる後頭葉の活性低下を伴う全般性の取り込み低下（FDG-PETによりcingulate island sign を認めることあり）
　　・脳波上における後頭葉の著明な徐波活動

Probable DLBは，以下により診断される
a. 2つ以上の中核的臨床的特徴が存在する
または
b. 1つの中核的臨床的特徴が存在し，1つ以上の示唆的バイオマーカーが存在する
Probable DLBは示唆的バイオマーカーの存在のみで診断するべきではない

Possible DLBは，以下により診断される
a. 1つの中核的臨床的特徴が存在するが，示唆的バイオマーカーの証拠を伴わない
または
b. 1つ以上の示唆的バイオマーカーが存在するが，中核的臨床的特徴が存在しない

DLBの診断の可能性が低い
a. DLBの診断を除外せず臨床症状に関与する複数の病理を示すことに役立つとしても，部分的にあるいは全体的に臨床像を説明しうる他の身体疾患または脳血管疾患などの脳の障害が存在する場合
b. 重篤な認知症の時期になって初めてパーキンソニズムが出現した場合

DLBは認知症がパーキンソニズムの前か同時に出現したときに診断すべきである．PDD（認知症を伴うParkinson病）は，明らかなParkinson病の経過中に起こった認知症を記載するために用いられるべきである．実際の場では，その臨床的状況に最も適した用語が用いられるべきで，Lewy小体病（Lewy Body Disease）といった総称がしばしば役立つ．DLBとPDDの区別が必要な研究では，認知症の発症がパーキンソニズム発症の1年以内の場合DLBとする"1年ルール"を用いることが推奨される．

〔McKeith IG, Boeve BF, Dickson DW, et al. Diagnosis and management of dementia with Lewy bodies: Fourth consensus report of the DLB Consortium. Neurology. 2017：89：1-13.〕

表2-3　行動障害型前頭側頭型認知症 (bvFTD) の診断基準

Ⅰ. 神経変性疾患
(1) bvFTDの診断基準を満たすためには以下の症候を認めないといけない.
　A. 進行性の異常行動と認知機能障害の両方またはいずれか一方を認める. もしくは病歴 (よく知っている人から情報提供) から確認できる.

Ⅱ. Possible bvFTD基準を満たすためには次の行動／認知症症状 (A〜F) の3項目以上を認めなければならない. これらの症状は持続もしくは繰り返しており, 単一もしくはまれなイベントではないことを確認する必要がある.
　A. 早期の脱抑制行動〔以下の症状 (A.1〜A.3) のうちのいずれか1つを満たす〕
　　A.1　社会的に不適切な行動　　A.2　礼儀やマナーの欠如　　A.3　衝動的で無分別や無頓着な行動
　B. 早期の無関心または無気力〔以下の症状 (B.1〜B.2) のうちのいずれか1つを満たす〕
　　B.1　無関心　　B.2　無気力
　C. 共感や感情移入の欠如〔以下の症状 (C.1〜C.2) のうちのいずれか1つを満たす〕
　　C.1　他者の要求や感情に対する反応欠如
　　C.2　社会的な興味や他者との交流. または人間的な温かさの低下や喪失
　D. 固執・常同性〔以下の症状 (D.1〜D.3) のうちのいずれか1つを満たす〕
　　D.1　単純動作の反復　　D.2　強迫的または儀式的な行動　　D.3　常同言語
　E. 口唇傾向と食習慣の変化〔以下の症状 (E.1〜E.3) のうちのいずれか1つを満たす〕
　　E.1　食事嗜好の変化　　E.2　過食, 飲酒, 喫煙行動の増加　　E.3　口唇的探求または異食症
　F. 神経心理学的検査：記憶や視空間認知能力は比較的保持されているにもかかわらず, 遂行機能障害がみられる〔以下の症状 (F.1〜F.3) のうちのいずれか1つを満たす〕
　　F.1　遂行課題の障害　　F.2　エピソード記憶の相対的な保持　　F.3　視空間技能の相対的な保持

Ⅲ. Probable bvFTD基準を満たすためには次のすべての項目 (A〜C) を認めなければならない.
　A. possible bvFTDの基準を満たす
　B. 有意な機能的低下を呈する〔介護者の記録. Clinical Dementia Rating (CDR) による根拠, 機能的行動質問スコア〕
　C. bvFTDに一致する画像結果〔以下の症状 (C.1〜C.2) のうちのいずれか1つを満たす〕
　　C.1　前頭葉や側頭葉前部にMRI/CTでの萎縮
　　C.2　PET/SPECTでの代謝や血流の低下

Ⅳ. 確実なFTLD病理を有するbvFTD基準を満たすためには次の項目AとBもしくはCを認めなければならない.
　A. possibleもしくはprobable bvFTDの基準を満たす
　B. 生検もしくは剖検にて組織学的にFTLDの根拠がある
　C. 既知の病的変異がある

Ⅴ. bvFTDの除外判断基準
　いかなるbvFTDの診断でも次の項目AとBは「ない」と答えないといけない. Cはpossible bvFTDでは陽性でもよいが, probable bvFTDでは陰性でなければならない.
　A. 障害パターンは, 他の非神経系変性疾患や内科的疾患のほうが説明しやすい
　B. 行動障害は, 精神科的診断のほうが説明しやすい
　C. バイオマーカーがAlzheimer型認知症やほかの神経変性過程を強く示唆する

〔Rascovsky K, Hodges JR, Knopman D, et al. Sensitivity of revised diagnostic Criteria for behavioural of frontotemporal dementia. Brain. 2011：134 (Pt 9)：2456-2477.〕

を見せても呼称ができず，いくつかの物品のなかから「鉛筆」を選ぶということもできなくなる．発語は流暢性で，復唱も良好である．音節性錯誤は少なく，意味性錯誤が認められる（例：「みかん」と言いたいのに「りんご」と言う）．また，表意文字である漢字の書字・読字の障害が認められ，熟字訓ができなくなる（例：海老→かいろう，小豆→こまめ）．

③ 進行性非流暢性失語症では，優位半球のシルビウス裂周囲に比較的限局する病変が認められ，非流暢性の表出性言語障害が目立つ．発語は努力性でスピードが遅く，抑揚がない話し方，と

ぎれとぎれの発語，文法的に正しい文章で話すことができない失文法，「えんぴつ」を「せんぴつ」と言ったりするような音の言い間違いである音節性錯誤，言いたいことを表す言葉が思い浮かべられない換語障害などが認められる．

（3）診断

臨床診断基準の要約を表2-3，表2-4，表2-5に示す．病初期に記憶障害が認められるアルツハイマー型認知症とは対照的に初期には記憶障害が目立たないこと，上記で述べたような性格変化や言語症状が早期に認められることが特徴である．

表2-4　意味性認知症の診断基準

(1) 必須項目 [a]：次の2つの中核症状の両者を満たし，それらにより日常生活が阻害されている． 　A.物品呼称の障害　　　B.単語理解の阻害
(2) 以下の4つのうち少なくとも3つを認める． 　①対象物に対する知識の障害 [b]（特に低頻度／低親密性のもので顕著） 　②表層性失読・失書 [c] 　③復唱は保たれる．流暢性の発語を呈する． 　④発話（文法や自発語）は保たれる．
(3) 高齢で発症する例も存在するが，70歳以上で発症する例は稀である．
(4) 画像検査：前方優位の側頭葉にMCI/CTでの萎縮がみられる．
(5) 除外診断：以下の疾患を鑑別できる． 　1) Alzheimer病 　2) Lewy小体型認知症 　3) 血管性認知症 　4) 進行性核上性麻痺 　5) 大脳皮質基底核変性症 　6) うつ病などの精神疾患
(6) 臨床診断：(1) (2) (3) (4) (5) のすべてを満たすもの．

〔厚生労働省：平成27年7月1日施行の指定難病（新規・更新）前頭側頭葉変性症. http://www.mhlw.go.jp/stf/seisakunitsuite/bunya/0000079293.html (2017.5.8)〕
注1) 特徴的な言語の障害に対して，本人や介護者はしばしば"もの忘れ"として訴えることに留意する．
注2) (行動異常型) 前頭側頭型認知症と同様の行動障害がしばしばみられることに留意する．
　a) 例：これらの障害に一貫性がみられる．つまり，異なる検査場面や日常生活でも同じ物品，単語に障害を示す．
　b) 例：富士山や金閣寺の写真を見せても，山や寺ということは理解できても特定の山や寺と認識できない．信号機を提示しても「信号機」と呼称ができず，「見たことがない」，「青い電気がついとるな」などと答えたりする．有名人や友人，たまにしか会わない親戚の顔が認識できない．それらを見ても，「何も思い出さない」，「知らない」と言ったりする．
　c) 例：団子→"だんし"．三日月→"さんかづき"

表2−5　非流暢性／失文法型失語の診断基準

以下の3つすべてを認める.

　1. 言語の障害が最も顕著である

　2. 言語障害は日常生活の障害の主要要因である

　3. 失語は初発症状で，罹病早期は主症状である

以下の4つを認めない.

　1. 症状の様式は他の非神経変性疾患もしくは内科的疾患でよく説明できる

　2. 認知障害は精神疾患でよく説明できる

　3. 顕著なエピソード記憶，視覚性記憶，視空間認知障害

　4. 顕著な初期の行動障害

　Ⅰ. 臨床診断

　　中核症状：以下の1つ以上を認める.

　　1. 発話における失文法

　　2. 努力性で滞りのみられる発話，不規則な音韻の誤りや歪み（発語失行）を伴う

　　その他の症状：以下の2つ以上を認める.

　　1. 文法的に複雑な文の理解障害

　　2. 個々の単語理解は保たれる

　　3. ものについての知識は保たれる

　Ⅱ. 画像を含めた診断

　　以下の2つを認める.

　　1. 臨床診断が非流暢性／失文法型失語である

　　2. 画像は，以下の結果の1つもしくはそれ以上を認める

　　　a. MRIにて左前頭葉後部から島優位の萎縮

　　　b. SPECTもしくはPETにて左前頭葉後部から島優位の血流低下もしくは代謝低下

〔Gorno-Tempini ML, Hillis AE, Weintraub S, et al. Classification of primary progressive aphasia and its variants. Neurology. 2011：76（11）：1006-1014.〕

5　アルコール関連障害

　アルコール依存症候群では，低栄養，ビタミン欠乏，アルコールの直接的毒性によって認知症症状が出現する．ビタミンB$_1$（チアミン）欠乏では急性のウエルニッケ脳症をきたし，意識障害，運動失調，眼球運動障害を呈し，速やかなチアミン補充が必要であるが，後遺障害として認知症をきたす場合がある．また，ウエルニッケ脳症をきたさない場合でも，常習的なアルコール飲酒者は認知機能が低下する傾向があり，画像上の脳萎縮，脳重減少，神経細胞減少も報告されている．治療の基本は断酒の維持である．

6　甲状腺機能低下症

　甲状腺機能低下症によって精神活動が緩慢になり，集中力低下，傾眠，記憶障害などが見られるが，ときに幻覚，妄想などの精神病症状が現れることがある（粘液水腫性精神病）．血液検査で甲状腺ホルモンの低値と自己抗体などその原因に関連した異常がみられ，診断を確定することができる．治療は甲状腺ホルモンの補充であり，早期に治療すれば回復する．

7 正常圧水頭症

髄液が貯留して脳室拡大をきたすが，髄液圧は基準値範囲内にある疾患である．くも膜下出血や髄膜炎などによる続発性と原因不明の特発性があるが，いずれも髄液の吸収・循環障害とそれに引き続く脳実質障害によって神経障害をきたし，認知症，歩行障害，尿失禁を三主徴とする臨床症状が出現する．MRI（特に冠状断）で，高位円蓋部の脳溝・くも膜下腔の狭小化と不釣合なシルビウス裂の開大が認められる．髄液シャント術によって治療可能な認知症として重要である．

8 慢性硬膜下血腫

頭部打撲に伴う脳の偏位によって脳表の橋静脈（bridging vein）が破綻し，頭蓋骨硬膜と脳表の間隙に静脈血が徐々に貯留することによって血腫が発生し，これが次第に増大することによって頭蓋内圧亢進を生じて神経障害を惹起し，認知機能障害や神経症状が現れる．通常は受傷後3週間から3カ月を経て発症する．CTまたはMRIで脳の正中偏位や血腫の存在を確認することによって診断できる．血腫を早期に除去すれば認知機能障害や神経症状も速やかに改善するので，認知症の鑑別診断では常に念頭におくべき疾患である．

9 ビタミンB₁₂欠乏症

悪性貧血や胃切除による内因子欠乏，小腸切除やクローン病などでビタミンB_{12}欠乏が生じると，巨赤芽球性貧血，脊髄の亜急性連合変性症，末梢神経障害，視神経障害などのほか，高次脳機能障害や，被刺激性亢進，錯乱，傾眠，集中力低下，無気力，妄想，記憶障害などを伴う意識混濁や認知症症状を呈することがある．治療はビタミンB_{12}の補充であり，早期に治療すれば回復する．

参考文献

1）日本認知症学会編『認知症テキストブック』中外医学社，2010.
2）日本神経学会監修『認知症疾患治療ガイドライン』医学書院，2010.

第3章　認知症にみられる認知機能障害を評価する

はじめに

　認知症では，原因となる脳の病気や障害される脳の部位によって，さまざまな認知機能障害が現れる．ここでは，比較的多くの認知症疾患に共通に認められる認知機能障害として，記憶の障害，見当識の障害，問題解決能力と判断力の障害を評価する方法について解説するとともに，初期支援のポイントを概説する．

　一般に，認知機能障害を評価するためには，「観察法」と「質問法」という二つの方法を用いる．「観察法」とは，本人のことをよく知っている家族や介護者などから本人の日常生活の様子について詳しい情報を集めたり，本人の言動を面接場面で注意深く観察したりしながら，認知機能障害の有無を評価する方法である．一方，「質問法」とは，特定の認知機能を評価するための心理テストを行いながら，その成績から認知機能障害の有無，質や程度を評価する方法である．ここでは，軽度認知症をイメージしながら，観察法と質問法を組み合わせた認知機能障害の評価方法を紹介する．

第1節　記憶の障害

▌1　軽度認知症

　記憶の障害を評価するためには，まずは，「近時記憶障害」（最近の出来事をすっかり忘れてしまうような記憶障害）が持続的にあるか否かを確認する．

　アルツハイマー型認知症では，軽度認知症の段階で，日常生活に支障をきたすような明らかな近時記憶障害が認められる．

　近時記憶障害を観察法で確認するために，本人や家族等に，「最近，もの忘れが増えたと感じますか」と質問してみる．本人または家族等のどちらかが肯定する場合には，さらに「どのようなことで，そのように感じましたか」と質問してみる．また，以下のような具体例をいくつか挙げながら近時記憶障害の存在を確認することができる．

近時記憶障害の確認（例①）

導入の質問
「最近，もの忘れが増えたと感じますか」と質問してみる．本人または家族等のどちらかが肯定する場合には，さらに「どのようなことで，そのように感じましたか」

- □ 財布や鍵など，物を置いた場所がわからなくなることは頻繁にありますか．
- □ 5分前に聞いた話を思い出せないことはよくありますか．
- □ いつも探し物をしているということはありますか．
- □ 同じことを何度も繰り返して話したり，訊いたりすることはありますか．
- □ 同じものを何度も買ってきたりすることは頻繁にありますか．
- □ 電話に出ても，誰からの電話だったのか，どのような用件だったのかを忘れてしまい，電話の取りつぎができないということはよくありますか．
- □ 約束や予定を忘れてしまうことが頻繁にありますか．

さらに，以下のような質問を本人にしながら，本人の日々の暮らしのことをよく知っている家族や知人などに事実を確認して，近時記憶障害の有無を評価することができる．

近時記憶障害の確認（例②）

> ☐ 今日の午前中は何をして過ごしましたか．
> ☐ ここまでどうやって来ましたか．
> ☐ 昨日は一日何をして過ごしましたか．
> ☐ 最近2〜3日の間にどこかに外出されましたか．
> ☐ 最近，誰かが家に訪ねてきましたか．
> ☐ 最近のニュースで記憶に残っている出来事はありますか．（さらに，そのニュースに出てくる，普通は誰でもが覚えているような出来事について尋ねてみる）

質問法では，実際にその場で何かを記憶してもらい，数分後にそれを思い出してもらうという心理テスト（遅延再生課題）を用いることもできる．

遅延再生課題（例）

> ☐ 私が今から言う3つの言葉を同じように言ってみてください（「桜，猫，電車」）
> しばらくしたらもう一度聞きますから覚えておいてくださいね．
>
> （約2分経過したら），「先ほど覚えた3つの言葉は何でしたか」と尋ねて回答してもらう．

▌2　中等度認知症

認知症が中等度以上になると新しい出来事はすぐに忘れてしまい，遠い昔の出来事に関する記憶の障害（遠隔記憶障害）もみられるようになる．遠隔記憶障害を確認するために，自然な会話のなかで本人の生活史について尋ねてみるという方法もある．

遠隔記憶障害の確認（例）

> ☐ お生まれはどちらですか．
> ☐ 生年月日は何年の何月何日ですか．
> ☐ 最後に卒業された学校はどちらですか．
> ☐ ご兄弟は何人いらっしゃいますか．
> ☐ ご兄弟のお名前は全部言えますか．
> ☐ 旦那様（奥様）のお名前を教えてください．
> ☐ お子さんは何人いらっしゃいますか．
> ☐ お子さんのお名前を教えてください．
> ☐ 自宅の電話番号を教えてください．
> ☐ お仕事は何をなさっていたのですか．

第2節　見当識の障害

▌1　軽度認知症

見当識の障害を評価するためには，まずは，「時間の失見当識」（今がいったいいつだかわからなくなる）が認められるか否かを確認する．軽度認知症では，近時記憶障害とともに，「時間の失見当識」がみられることがある．

「時間の失見当識」を観察法で確認するために，本人や家族等に，「今がいったいいつだかわからなくなってしまうことはありますか」と質問してみる．本人または家族等のどちらかが肯定する場合には，さらに「どのようなことで，そのように感じましたか」と質問してみる．また，以下のような例を具体的に挙げながら質問してみる．

時間の失見当識の確認（例①）

> 導入の質問
> 「今がいったいいつだかわからなくなってしまうことはありますか」
>
> ☐ 今日が何月何日かわからないときはありますか．
> ☐ カレンダーをみても，今日の日付がわからないということがありますか．
> ☐ 予約日とはまったく違う日に病院に行くことはありますか．
> ☐ 午前か午後かわからなくなってしまうことはありますか．

実際にその場で，以下のような質問を本人にしてみながら，時間の失見当識の有無を確認してみることもできる．

時間の失見当識の確認（例②）

> □　今日は何月何日ですか．
> □　今日は何曜日ですか．
> □　今年は平成何年ですか．
> □　今の季節は春夏秋冬のどれですか．

2　中等度認知症～重度認知症

中等度認知症になると，「場所の失見当識」（自分が今いる場所がわからなくなる）が認められるようになる．「場所の失見当識」を観察法で確認するために，本人や家族等に，「自分がいる場所がどこだかわからなくなることはありますか」と質問してみる．さらに，次のような質問を本人にしてみる．重度認知症になると場所の見当識は完全に障害され，「人物の失見当識」も始まる．

場所の失見当識の確認（例）

> 導入の質問
> 「自分がいる場所がどこだかわからなくなることはありますか」
>
> □　今いるところ（ここ）はどこですか．
> □　今いるところ（ここ）は何県の何市（市区町村）ですか．
> □　ここは何階ですか．
> □　ここは誰の家ですか．

第3節　問題解決能力と判断力の障害

1　軽度認知症

軽度認知症では，日常の生活や行動は概ね問題ないが，ところどころに「問題解決能力の障害」が疑われるようなエピソードが認められるようになる．

観察法による方法では，本人や家族等に「○○さんは，以前できていたことができなくなったと感じることはありませんか」と率直に質問してみる．以下のようなエピソードがあれば，問題解決能力の障害があると考えられる．

問題解決能力の障害の確認（例①）

> 導入の質問
> 「以前できていたことができなくなったと感じることはありませんか」
>
> エピソードの例
> □　電気やガスや水道が止まってしまったときに，自分で適切に対処できない．
> □　一日の予定や計画を自分で立てることができない．
> □　仕事上の失敗が多くなった．
> □　役所からの通知に対処できなくなった．
> □　町内会の会計がうまくできなくなった．
> □　確定申告が自分でできなくなった．
> □　通帳や財布が見当たらないといってパニックになることがよくある．

質問法で以下のような質問を本人に具体的にしながら，概ね適切な回答ができるかどうかを確認し，「問題解決能力の障害」の有無を評価することもできる．

問題解決能力の障害の確認（例②）

> □　通帳をなくしてしまったときはどうしますか．
> □　クレジットカードを紛失したときはどうしますか．
> □　停電になったときはどうしますか．
> □　朝起きたとき，病院の予約時間がぎりぎりだったらどうしますか．
> □　ガスが止まってしまったらどうしますか．
> □　家族が病気になったときはどうしますか．

問題解決能力の障害は「抽象的思考能力の低下」とも深く関連しており，以下のような質問に対する回答からそれを類推することもできる．

抽象的思考能力の確認（例）

> ☐ 学校と病院の類似しているところ，異なるところは何ですか．
> ☐ みかんとバナナの類似しているところ，異なるところは何ですか．
> ☐ 「猿も木から落ちる」ということわざの意味は，何ですか．
> ☐ 「弘法にも筆の誤り」ということわざの意味は，何ですか．

▌2　中等度認知症〜重度認知症

認知症がさらに進行して中等度認知症以上になると，態度や行動から明らかにわかるような社会的判断力の低下が認められるようになる．重度認知症になると，判断力全般が低下する．

社会的判断力の確認（例，中等度認知症〜重度認知症）

> ☐ 季節や状況に合った服を自分で選ぶことができない．
> ☐ 人が来ても，あいさつもしなくなった．
> ☐ 場違いな行動が目立つようになった．
> ☐ 孫のおやつを横取りして食べてしまう．
> ☐ 隣の人の食事を取って食べてしまう．
> ☐ 店先の商品を勝手に持ってきてしまう．
> ☐ 家の中で一日中ぼんやりして，何もせずに過ごすことが多くなった．

第4節　初期支援のポイント

認知機能障害の存在は，初期の段階では，家族のみならず本人も，それを（漠然と）自覚し，不安を感じている場合が少なくない．その自覚されている認知機能障害がどのような特徴をもつものなのか，そ

の原因は何かについて，わかりやすく説明することは，家族のみならず，本人にとっても大切な支えになる．

例えば，近時記憶障害が認められる場合には，「少し前のことをすっかり忘れてしまうような記憶の障害」はあるが，「遠い昔のことは忘れていない」ことを伝える必要がある．本人が繰り返し同じことを尋ねたりするのは，おそらく忘れてしまうことを心配しているためであり，本人には「忘れても大丈夫であること」を伝え，家族には「『忘れても大丈夫であること』を本人に伝え安心してもらうことが大切である」と伝える必要がある．

時間失見当識を認める場合には，「今日が何月何日か，今が何時頃なのか，今の季節は何かといったような『時』の感覚がはっきりしなくなる」ことを本人や家族に伝えたうえで，日めくりカレンダーやカレンダー付きデジタル時計を使うなどの工夫が助けになるかもしれないことを伝える．また，家族には，おおよそ今がいつ頃か，今日はどのような日か，今いる場所がどこかを，日常生活のなかでさりげなく本人に伝えて安心してもらうことが大切であることを伝える．

問題解決能力の障害は，実行機能障害という認知機能に関連しており，自分自身で，自発的に，計画的に，段取りよく，効果的に行動できなくなることがその特徴である．しかし，たとえ自発的に行動を始められなくても，「散歩に行きませんか」「一緒に夕食の準備をしませんか」と声をかけることによって行動が始められる場合がある．また，一人で計画が立てられなくても，「今日はデイサービスの日ですね」「今日は娘と孫が来ますよ」と予定を伝えたり，実際に一緒に行動したりすることによって，心の準備ができ，行動もしやすくなる．

「近時記憶障害」「見当識障害」「実行機能障害」がどのような障害であるか，そのような障害をもちながらも安心して暮らしていくためにはどのようなことが助けになるかを，本人・家族等にわかりやすく

伝えることが，認知症の初期支援において非常に重
要である．

第4章　認知症にみられる生活障害を評価する

はじめに

　認知症では，その重症度にしたがって，さまざまなレベルの生活障害が認められる．ここでは，①家庭外の生活（社会生活や職業生活）を自立して行うための生活機能の障害，②家庭内の生活を自立して行うための生活機能の障害，③身のまわりのことを自立して行うための生活機能の障害を評価する方法を解説するとともに，初期支援のポイントを概説する．

第1節　家庭「外」の生活を自立して行うための生活機能

軽度認知症

　認知症では，問題解決能力や判断力の障害（または実行機能障害）と密接に関連して，仕事，買い物，ビジネス，金銭の取り扱い，ボランティア，地域活動など，家庭外の生活を自立して行うことが困難になり，次第に活動範囲そのものが狭まってくる場合が多い．このような社会生活機能の障害は認知症が疑われる軽度認知障害（MCI）の段階から少しずつ垣間みられるようになるが，それが明確に認められるようになるのは軽度認知症の段階である．軽度認知症の段階では，本人や家族等に以下のような質問をすることによって社会生活機能の障害を確かめることができる．

社会生活機能の確認（例）

- □　以前と同じように，仕事は支障なくできますか．
- □　これまで参加してきた地域活動やボランティア活動は支障なくできますか．
- □　一人で買い物に行けますか．
- □　バスや電車などを使って一人で外出できますか．
- □　預貯金の出し入れは一人でできますか．
- □　ATMを使ってお金を引き出すことはできますか．
- □　家賃や公共料金の支払いは一人でできますか．
- □　家計のやりくりは自分でできますか．
- □　外出先で待ち合わせをして人に会うことはできますか．
- □　年金や税金の申告書を一人で作成することはできますか．
- □　初めての場所で地図を見て，目的地へ行くことはできますか．

　社会生活機能が維持されていることは，現段階では認知症ではないことの重要な根拠になる．一方，中等度認知症では，上記のような社会生活上の活動は全般的に困難となる．

第2節　家庭「内」の生活を自立して行うための生活機能

1　軽度認知症

　軽度認知症の段階では，家庭内の生活にも障害がみられるようになり，趣味や社会的な出来事に対する関心も低下していく．こうした生活機能は手段的日常生活動作（Instrumental Activities of Daily Living：IADL）と呼ばれており，一人暮らしを営むために必要な能力とされている．以下のような質問を本人や家族等にすることによってIADLの障害を確かめることができる．

手段的日常生活動作（IADL）の確認（例）

- □　電話をかけることはできますか．
- □　食事の準備はできますか．
- □　薬を決まった時間に決まった分量飲むことはできますか．
- □　エアコンを一人で使えますか．
- □　その日の予定に合わせて洋服を選ぶことはできますか．
- □　料理は以前と同じようにできますか．
- □　お湯を沸かして，お茶を入れることはできますか．
- □　掃除機やほうきを使って，掃除はできますか．
- □　洗濯物・食器などを元あった場所に片づけることはできますか．
- □　これまで好きでやっていた趣味は今も続けていますか．
- □　テレビや本，雑誌などをみて，話のすじを追うことはできますか．

2　中等度認知症～重度認知症

　中等度認知症では，上記の囲み内のような生活機能がほとんど困難になり，できたとしても単純なことのみ（例：庭の草取り，テーブル拭きなど）になる．

重度認知症では，家庭内で自立して行えることはほとんどなくなる．

第3節　身のまわりのことを自立して行うための生活機能

1　軽度認知症

　身のまわりのことを自立して行う生活機能は，基本的日常生活動作（Basic Activities of Daily Living：BADL）または身体的日常生活動作（Physical Activities of Daily Living：PADL）といい，自分自身で生命を維持するための基本的な機能である．軽度認知症の段階では，通常，BADLは障害されていないことが重要なポイントになる．本人や家族等に以下のような質問をして，具体的に生活の様子を聴きながらBADLの障害の有無を確かめることができる．

基本的日常生活動作（BADL）の確認（例）

- □　入浴はどうしていますか．
- □　服の着替えはどうしていますか．
- □　トイレはどうしていますか．
- □　洗面や歯磨きはどうしていますか．
- □　ひげそりはどうしていますか．
- □　食事は一人で食べられますか．
- □　家の中での移動は一人でできますか．
- □　家の外での移動はどうですか．

2　中等度認知症～重度認知症

　中等度認知症になると，身のまわりのことも自立して行うことが難しくなり，身体的な介護が必要になる．中等度認知症の段階ではBADLが部分的に障害され，重度認知症の段階ではほぼすべてが障害されて，全般的な介護が必要になる．

第4節　初期支援のポイント

　生活障害は，認知機能障害よりも，家族等や本人によって自覚されやすいものである．そのため，日々の生活障害（生活のしづらさ）の体験のなかで，認知症とともに生きる本人が，不安になったり，自信を失ったり，家に引きこもりがちになったり，意欲を失ったり，抑うつ的になったり，イライラしたり，怒りっぽくなったり，被害的になったり，攻撃的になったりしがちなのはよく理解できることである．

　初期支援を行ううえで最も重要なことは，そのような生活のしづらさを抱えている認知症の人が，どのような思いをもって日々暮らしているかについてしっかりと耳を傾けることである．本人が感じている生活のしづらさ，不安や心配などを起点にして，どのような支援が必要とされているのかを，認知症の人とともに考えるというスタンスが重要である．また，そのようなことを前提にして，個々の生活機能がどのような状態であるか，金銭管理はどうか，服薬管理はどうか，掃除・洗濯などの家事はどうか，食事の準備（栄養管理）はどのような状況か，アセスメントの結果に基づきながら，本人・家族等に情報を提供し，アセスメントの結果についてのコンセンサスづくりを進めていくことが大切である．

　軽度認知症の人の初期支援では，金銭管理，服薬管理，食事の準備（栄養管理），通院の支援を検討する場合が非常に多い．また，家に引きこもりがちになり，社会とのつながりが希薄になり，孤立しがちになるので，社会参加への支援や地域社会とのつながりを保つための支援はきわめて重要である．

　一般に家族介護者がいる場合には，日々の金銭管理，服薬管理，食事の準備，通院の支援などのIADLの支援は家族等が行っている．しかし，家族がいな

い場合には，家族に代わる支援の担い手が必要になる．例えば，金銭管理については，預貯金の出し入れ，公共料金の支払い，1カ月間の家計の管理などにおいて，日常生活自立支援事業（実施主体：都道府県・指定都市社会福祉協議会など）の利用を考慮したり，銀行や郵便局などの金融機関に協力を求めたりする場合がある．服薬管理については，医師や薬剤師と協力して，なるべく薬剤の種類や用法を単純化したり（例：一包化，単純化，一日一回処方など），服薬カレンダーを利用したり，通所サービスや訪問サービスの利用時に服薬を確認できるようにしたり，地域の人々の見守り・訪問などのインフォーマルな支援ネットワークを構築して，服薬を確認できる体制をつくるなどの工夫が必要になる．食事の準備に支障がある場合には，配食サービスなどの生活支援のなかで栄養のバランスを保てるように工夫したり，介護保険サービスを利用したりすることを検討する必要がある．通院同行については，介護支援専門員（ケアマネジャー）に協力を求めたり，通院同行を支援するNPOやボランティア団体等を利用する場合もある．

　社会参加の支援では，本人の意向や好みなども考慮しながら，地域のさまざまな活動（介護予防事業，趣味の活動，ボランティア活動など）について情報を提供することは重要である．また，認知症の人同士が出会える場（認知症カフェなど）につなげるような支援も必要になるであろう．さらに，さまざまなサービスの利用契約などの法律行為が困難と判断される場合には，成年後見制度の利用も検討されることになるであろう．

　たとえ認知機能や生活機能に支障がみられても，認知症とともに生きる本人自身が，いつまでも尊厳と希望をもって暮らしていくことができるような支援を考えていくことが，初期支援の最も大切なポイントである．

第5章　認知症の行動・心理症状（BPSD）を評価する

はじめに

認知症の行動・心理症状（Behavioral and Psychological Symptoms of Dementia：BPSD）への対応やその予防に関する支援を行ううえで最も重要なことは，BPSDの背景にある認知症の人の思い，心のあり方を考えること，認知機能や生活機能の障害をもって生きるとはどういうことか，その人が主観的に認知症をどう体験しているかということを，その人の立場に立って考え，理解するように努めることである．ここでは，BPSDへの理解を深めるための基礎知識として，歴史，定義，疫学，影響，成因について概略を述べ，そのあとでさまざまなBPSDの類型と支援のあり方を概説する．

第1節　認知症の行動・心理症状（BPSD）の基礎知識

1　BPSDの歴史

認知機能や生活機能の低下とともに，多様な精神症状や行動・心理症状が認知症を構成する主要な臨床像であることは，精神医学の歴史のなかでは古くからよく知られていた．老年認知症の概念を規定したエスキロール（Esquirol 1838）[1]は，その臨床像として，記憶力や注意力の低下とともに，「わずかなことに過度に興奮したり，無目的に種々の仕事をやりすぎたり，長らく忘れられていた性欲が現れたり，前には考えられもしない行動にでることがある」と

記載している．アルツハイマー（Alzheimer 1906）[2]は，今日彼の名で知られている疾患の記載において，「パラノイア，性的虐待の妄想，幻覚，叫声がこの疾患の顕著な症状である」と述べている．

これらの症状は，その後，「周辺症状」「辺縁症状」「随伴精神症状」「行動障害」「問題行動」などさまざまな名称で呼ばれるようになった．しかし，近年，世界が認知症高齢者の増加に直面するようになり，これらの症状が本人，家族等，看護師や施設職員，社会に対して甚大な影響を及ぼすことが広く知られるようになってから，その研究を世界規模で推進することが強く求められるようになった．このような経緯のなかで，1996（平成8）年に国際老年精神医学会は「認知症の行動障害に関するコンセンサス会議」を開催し，「認知症の行動・心理症状（Behavioral and Psychological Symptoms of Dementia：BPSD）」という世界共通語としての名称を提唱するに至った（表5-1）[3]．

2　BPSDの定義

BPSDは「認知症の人に頻繁にみられる知覚，思考内容，気分，行動の障害の症候」と定義されている[4]．BPSDは行動症状と心理症状に分類され，行動症状は通常は患者の観察によって明らかにされる．「攻撃的行動，叫声，不穏，焦燥，徘徊，文化的に不釣合な行動，性的脱抑制，収集癖，ののしり，つきまといなど」，心理症状は通常は，主として患者や家族等との面談によって明らかにされる「不安，抑うつ，

表5-1　1996年のBPSDコンセンサス会議の結論 (Finkel 1996) [3]

1. BPSDは，疾病過程に不可欠な要素であり，それゆえに世界中の保健医療提供者の重大な関心事となっている．

2. これらの症状は，患者本人，社会，保健医療サービス，そして患者と関わるすべての人々にとって深刻な問題となっている．

3. 今や，多くのBPSDは，治療によって症状を緩和させることができる．このような治療によって，患者の苦悩，家族の負担，認知症に関連して生じる費用を軽減させることができるであろう．

4. 以下の領域の研究に取り組むことが，今，必要とされている．
　　・異なる文化間で使用することができるBPSDの評価尺度の開発
　　・BPSDの出現に関する，環境的，生物学的，心理学的な関連要因の探索
　　・BPSDの縦断的評価
　　・BPSDの頻度，病態メカニズム，患者・家族・社会に及ぼす臨床的・社会的影響
　　・様々なBPSDに対する治療法の開発と薬物・非薬物的介入に対する反応性の評価

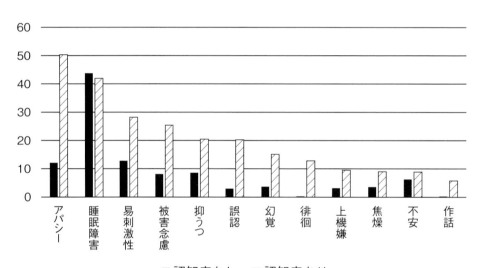

図5-1　認知症の行動・心理症状の出現頻度
〔イングランドとウェールズの地域在住高齢者におけるBPSDの有症率の推計値 (Savvaらの論文2009より作成)〕

幻覚，妄想など」とされている [4]．

3　BPSDの疫学

　BPSDの疫学調査は，地域レベル，医療機関レベル，施設レベルで行われ，さらには異なるフィールド間の比較や，系統的文献レビューも報告されている．Seitzら (2010) [5] は，系統的文献レビューによって，介護施設に入所している認知症患者の78%にBPSDが認められると報告している．Savvaら

(2009) [6] は，地域在住高齢者のBPSDの有症率を12の具体的症状について推計し，図5-1のような結果を得ている．

4　BPSDの影響

　BPSDは，認知症の人の，①施設入所，医療機関への入院，救急事例化のリスクを高め，②医療・介護の費用を増大させ，③家族等や施設職員らの介護負担を高め，④本人の機能障害を増大させ，⑤本人

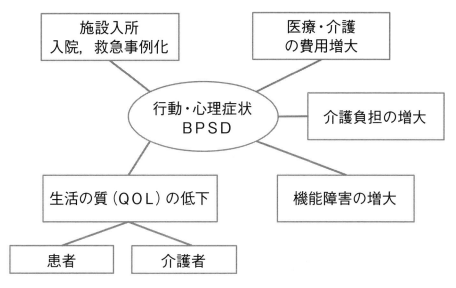

図5-2　BPSDの影響（Finkelの論文に掲載されている図5[7]を一部改変）

および介護者の生活の質（Quality of Life：QOL）を低下させる（図5-2）[7].

　Black ら（2004）[8] は, pooled analysis によって, BPSDが介護負担（r = 0.57, 95 % CI = 0.52 − 0.62）, 介護者の心理的苦悩（r = 0.41, 95 % CI = 0.32 − 0.49）, 介護者の抑うつ状態（r = 0.30, 95% CI = 0.21 − 0.39）と有意に関連すること, 施設入所との関連では, BPSDそのものよりも, 介護者の機能状態や社会的支援の多寡がより重大な要因になることを示している.

5　BPSDの成因

　BPSDの成因については, 遺伝的異常, 神経伝達物質の変化, 神経内分泌の異常, 神経病理学的変化, 神経画像（形態画像, 機能画像）, 概日リズム, 神経心理学的所見, 認知症の重症度, 原因疾患, 性格・心理的要因, 環境・社会的要因との関連で研究されている[4]. BPSDの成因に関する研究は, その治療やケアのあり方を科学的に考えていくうえで重要である.

　しかし, より重要なことは, われわれ一人ひとりが, 認知症をもって生きるということがいかなることであるかということを, その人が認知症を主観的にどう体験しているかということを, その人の立場に立って想像し, 共に理解していくということにあろう. そのような視点から, BPSDと呼ばれるものを改めて見直していくことが, これからの認知症の医療と介護には欠かせない.

6　BPSDの対応に関する基本的な考え方

　「世界に類を見ない長寿国である日本で, 高齢者が認知症になっても, 尊厳をもって質の高い生活を送ることは, 私たちの共通の望みである」. これは2012（平成24）年6月12日に公表された厚生労働省認知症施策検討プロジェクトチームの報告書「今後の認知症施策の方向性について」の冒頭の一文である.

　たとえ認知症疾患に罹患しても, 尊厳をもって質の高い生活を送ることができる社会を創出するために, 私たちはBPSDに注目し, より深くこれを理解していく必要がある. なぜならば, BPSDは, 認知症をもって生きる人の主観的な体験と切り離せないものであるからであり, 特に, 認知機能障害や生活障害をもって生きるということの不安や孤独感と深く関連して現れる場合が少なくないからである. 支援者はまずそこに目を向け, そのうえで支援のあり方を考えていく必要がある.

第2節 認知症の行動・心理症状（BPSD）の類型と支援のあり方

はじめに

BPSDの背景には，認知機能障害や生活障害をもって暮らす高齢者の不安や心配，孤独などが深く関連している場合が少なくない．それと同時に，身体的要因（身体疾患：脳血管障害や感染症，便秘，痛み，脱水症，薬物の影響など）や環境的要因（騒音，気温，不適切なケアなど）が関与していることも多い．第一に行うべきは，背景にある要因を検討することである．さまざまな要因を検討したうえで，支援のあり方を個別的に考えていくことが重要である．

1 妄想

妄想とは，「病的な誤った判断や観念のこと」をいう．なみなみならぬ確信をもち，容易に修正できない．認知症によくみられる妄想には，「人が物を盗む（物盗られ妄想）」，「家の中に人が侵入してくる（侵入妄想）」，「私を家から追い出そうとしている（迫害妄想）」，「食べ物に毒を入れられる（被毒妄想）」，「配偶者（またはそれ以外の介護者）は偽者である（替え玉妄想，妄想性誤認）」，「家に見知らぬ人が住んでいる（同居人妄想，妄想性誤認）」，「見捨てられる（見捨てられ妄想）」，「配偶者が浮気をしている（嫉妬妄想または不義妄想）」などがある．被害的な内容をもつ妄想（被害妄想，被害念慮）では，しばしば易刺激性，攻撃性などが認められる．

●支援のポイント

認知症の場合には，あたかも記憶の欠損を埋め合わせるように話をつくり（作話），これが妄想として表出されることがある（作話性妄想）．そこには，認知機能の障害をもって生きる高齢者の不安や孤独が背景にあるように思われる場合も少なくない．認知機能障害がある高齢者の立場に立って，体験をよく聞き，不安感や孤立感を解消していけるような支援，気分転換が図れるような支援を考えていくことが有効な場合がある．病状が強い場合には非定型抗精神病薬による薬物療法を行うこともある．

2 幻覚

幻覚とは，対象が実在しないにもかかわらず知覚として体験される心的現象をいう．幻覚には幻視，幻聴，幻嗅，幻触などがある．幻視のなかでもよくみられるものに「現実にはいない人を家の中で見る（例：幻の同居人）」という体験があるが，これは誤認に分類されることもある．幻視が目立つ場合にはレビー小体型認知症が疑われる．症状が現れたり，消えたり，変動しやすい．

●支援のポイント

まずは，体験をよく聞き，不安が強い場合には安心感を与えるような支援が大切である．日常生活が閉じこもりがちであったり，人とのつながりが希薄であったり，睡眠−覚醒のリズムが不安定であったりする場合に現れやすい．何か活動をしていたり，人と一緒に過ごしたり，注意がどこかに向けられていると症状があまりみられないこともある．せん妄の可能性もあるので，そのことを考慮しておくことも重要である（第6章「せん妄」参照）．

3 誤認

外部刺激の知覚錯誤であり，「妄想的に抱いている信念または作り上げた事柄を伴う知覚錯誤」と定義することができる．「自分の家に誰かがいる（「幻の同居人」症候群）」，自分自身の誤認（例：自分の鏡像を自分だと認識できない），他者の誤認，テレビの映像の誤認（映像が現実の3次元空間で生じているとイメージする）などがある．代表的な妄想性誤認として，①カプグラ症候群〔人物がよく似た偽者に置き換わっているという妄想様信念．人以外（例：家，ペット，物体）で認められることもある〕，②フレゴリ症候群（人が自分に影響を及ぼそうとして別の人間のふりをしているという妄想様信念），③相互変身（ある人物の身体的外観を，別の誰かの外観に一致すると知覚する妄想様信念）などがある．

●支援のポイント

まずは，体験をよく聞き，不安が強い場合には安心感を与えるような支援が大切である．レビー小体

型認知症の場合，症状が現れたり，消えたりすることが多い．

4　抑うつ状態

抑うつ気分はアルツハイマー病患者の40～50%にみられる．軽度の認知症の場合には，患者を面接している間に抑うつ気分や抑うつ症状を明らかにできることがある．認知症が進むにしたがい，言語やコミュニケーションの問題が増してくることや，アパシー，体重減少，睡眠障害，焦燥が認知症の一部として生じることから，抑うつ状態の同定が難しくなる．

●支援のポイント

本人が安心感をもてるような関わりや，環境の整備が大切である．社会的な孤立や寂しさが背景にある場合も少なくない．症状が強い場合には抗うつ薬による薬物療法を行うこともある．

5　アパシー（無気力，自発性の低下）

日常の活動や身のまわりのことに興味をなくし，さまざまな社会的な関わり，表情，声の抑揚，情緒的反応，自発性を失った状態である．アパシーも抑うつ状態も意欲低下を生じるが，アパシーでは抑うつ状態でみられるような抑うつ気分や自律神経症状は伴わない．

●支援のポイント

アパシーの要因として前頭葉機能の低下に関連した実行機能障害が認められることも多い．この場合は，計画を立てたり，段取りをつけたりなどの支援を行い，一緒に行動したり，気分転換を図れるような生活プランを調整することによって，予防や改善が得られる場合もある．

6　不安

自分の経済状態について，将来について，健康についての懸念が繰り返し述べられ，強い不安が表出されることがある．例えば，これまではストレスと感じなかったちょっとしたこと（例：家を離れる）について心配したりする．将来の出来事に対して繰り返し尋ねるような不安はGodot症候群と呼ばれ，介護者の負担も大きくなる．

●支援のポイント

本人の体験をよく聞き，安心感を与えることができるような支援を行うことが大切であるが，生活のなかで気分転換が図れるように支援をしていくのが現実的かもしれない．症状が強い場合には，抗不安薬，抗うつ薬，感情調整薬などによる薬物療法を行う場合もある．

7　睡眠障害

睡眠と覚醒の発現・調節には概日リズム機構と恒常性維持機構が関与しているが，高齢者ではこの両システムに機能変化が生じやすい．睡眠障害はその症状の特徴と病因から，①不眠症，②睡眠関連呼吸障害，③過眠症，④概日リズム睡眠障害，⑤睡眠時随伴症，⑥睡眠関連運動障害などに大分類されているが，多くの睡眠障害において，不眠症状（入眠困難，中途覚醒，早朝覚醒，熟眠困難），過眠症状（日中の耐えがたい眠気）が共通して認められる．

●支援のポイント

睡眠障害を防ぐために，日中の活動性を高めるように心がける，夕食後にはカフェイン飲料を避けるなど，生活習慣に対する指導が大切である．症状が著しい場合には睡眠薬などによる薬物療法を行う場合もある．

8　徘徊

徘徊には以下のような行動が含まれる．①物事を調べてまわる，②人のあとについて行く，または，しつこくつきまとう，③ぶらぶら歩き，または，探しまわること〔家の周りや庭を歩きまわって，何か仕事（例：洗濯，洗濯物干し，掃除，草取りなど）をしようと試みること〕，④目的なしに歩く，⑤夜間に歩く，⑥とんでもないところに向かって歩く，⑦活動過多，⑧さまよい歩き（家へ連れ帰る必要が生じ

る），⑨繰り返し家を出ようと試みるなど．

●支援のポイント

　徘徊は，その人なりに意味のある行動である場合もある．長年続けてきた仕事と深く関連していたり，そこにいると不安で落ち着かなかったり，家に帰ろうとしている行動であったりすることもある．その人にとってどのような意味をもつ行動であるかを検討し，それを考慮したうえで，これに代わる活動が行えるような支援をしたり，安全に過ごせる環境整備を検討したりすることが支援の基本と思われる．徘徊を防ぐことよりも，安全に徘徊できる環境づくりや地域づくりを考える視点も重要である．

9 　焦燥

　焦燥の概念はかなり広く，「部外者からみて，その人の要求や困惑から直接生じた結果とは考えられないような不適切な言語，音声，運動上の行動をとること」と定義されている．以下の四つのサブタイプが設けられている．①攻撃性のない行動（全般的な不穏，目的のない行動，身体の動きを繰り返す，徘徊，探しまわる，わざとらしいことを繰り返す，部屋の中を行ったり来たりする，物を隠す，不適切な衣服の着脱），②言語的攻撃性のない行動（ひっきりなしに注意を促す，威張った言葉づかいをする，不平や泣き言をいう，非現実的と思われる恐怖を示す，文・質問・言葉を繰り返す，健康上の不平を繰り返す，不安を伴う不平や懸念を繰り返す），③攻撃性のある行動（打つ，押す，ひっかく，蹴る，かむ，つかむ），④言語的攻撃性のある行動（大声で叫ぶ，ののしる，かんしゃくを起こす）．

●支援のポイント

　非常に広い概念であるが，焦燥の背景には不安がある場合が多い．どのような不安があるかを検討し，不安を解消していくことができるような支援を考えていくことが基本と思われる．症状が著しい場合には，非定型抗精神病薬や感情調整薬などの薬物療法を行う場合もある．

10 破局反応

　怒り反応とも呼ばれる．環境ストレッサーによる過剰な情緒反応を特徴とし，脳損傷のある患者にその能力を超える形で何かをするようなストレスを加えた場合に生じる．①突然の怒りの爆発，②言語的攻撃性（例：叫ぶ，ののしる），③身体的攻撃性のおそれ，④身体的攻撃性（例：たたく，蹴る，かむ）などがある．

●支援のポイント

　その人の能力を超えるような過大なストレスにさらされないような環境を整備することが最も効果的な対応であり，予防である．

11 脱抑制

　衝動的で不適切な行動であり，気を散らしやすく，情緒的に不安定で，洞察や判断力に乏しく，それまでの社会行動のレベルを維持できないことがある．泣き叫ぶ，多幸感，言語的攻撃性，他者および物体に対する身体的攻撃性，自己破壊行動，性的脱抑制，精神運動焦燥，でしゃばる，じゃまをする，衝動性，徘徊などがある．

●支援のポイント

　脱抑制症状は，前頭葉の障害に起因する症状である場合が多い．前頭葉障害（脱抑制症状）があっても，そこで過ごせる環境を整備すること（居場所づくり）が，対応や予防に関する支援として最も効果的と思われる．

12 拒絶

　拒絶とは，「協力するのを拒むこと」と定義されている．ここには，頑固，非協力的な行動，介護に対する抵抗などが含まれる．

●支援のポイント

　拒絶の背景には不安があることが多い．例えば，言語理解の障害（会話をよく理解できない）がある場合には，介護者の言葉が理解できず，その結果，介護者が行うことが侵害的な行為に思えて，そのた

めに，抵抗する場合もある．拒絶の背景に不安がないか，不安がある場合には，それを解消するにはどうすればよいかを考えていく必要がある．

参考文献

1）Esquirol JED: Des Maladies Mentales. 1838

2）Alzheimer A: Uber einen eigenartigen schweren Erkrankungen der Hirnrinde. Neurologisches Centralblatt 23: 1129-1136, 1906

3）Finkel SI, Costa e Silva J, Cohen G, Miller S, et al: Consensus statement. Behavioral and psychological signs and symptoms of dementia: a consensus statement on current knowledge and implications for research and treatment. Int Psychogeriatr 8（suppl 3）: 497-500, 1996

4）The International Psychogeriatric Association: The IPA Complete Guide to Behavioral and Psychological Symptoms of Dementia（BPSD）, International Psychogeriatric Association, 2010（日本老年精神医学会監訳：認知症の行動と心理症状．第2版．東京，アルタ出版，2013）

5）Seitz D, Purandare N, Conn D: Prevalence of psychiatric disorders among older adults in long-term care homes: a systematic review. Int Psychogeriatr 22: 1025-1039, 2010

6）Savva GM, Zaccai J, Matthews FE, Davidson JE, et al: Prevalence, correlates and course of behavioral and psychological symptoms of dementia in the population. Br J Psychiatry 194: 212-219, 2009

7）Finkel S: Introduction to behavioral and psychological symptoms of dementia（BPSD）. Int J Geratr Psychiatry 15: S2-S4, 2000

8）Black W, Almeida OP: A systematic review of the association between the behavioral and psychological symptoms of dementia and burden of care. Int Psychogeriatr 16: 295-315, 2004

9）服部英幸編集，精神症状・行動異常（BPSD）を示す認知症患者の初期対応の指針作成研究班：BPSD初期対応ガイドライン．ライフサイエンス　2012，東京．

5章

第6章　せん妄

第1節　概念と疫学

　せん妄とは，意識障害，注意障害，認知機能の全般的障害，精神運動興奮または減退，睡眠覚醒サイクルの障害によって特徴づけられる，急性発症・一過性の器質精神症候群と定義されている[1]．脳の機能を広範に障害するような身体疾患や物質（乱用薬物，医薬品，毒物）がその原因となるが，その成因は「準備因子」「誘発因子」「直接原因」に区別して考えるのが実際的である[1]．例えば，高齢であることや慢性の脳疾患が存在することは「準備因子」となり，心理社会的ストレス，睡眠障害，感覚遮断または過剰な感覚刺激，身体が動けない状態は「誘発因子」となり，脳機能を直接障害する身体疾患，薬物，アルコールなどが「直接原因」となる．

　米国精神医学会（American Psychiatric Association；APA）の治療ガイドライン[2]によれば，せん妄の有病率は，入院患者の10 〜 30％，入院している高齢者の10 〜 40％，入院しているがん患者の25％，術後患者の51％，臨死期にある末期患者の約80％に及ぶと推計されている．また，身体疾患のある患者におけるせん妄は，合併症併発率の増大と死亡率の増大に関連することが明らかにされている．すなわち，せん妄は，肺炎や潰瘍性褥瘡の併発とそれによる入院の長期化に関連し，術後患者の術後合併症と術後回復期の長期化・入院の長期化・機能障害の長期化に関連する．また，入院中にせん妄を発症した高齢患者が，その入院期間中に死亡する率は22 〜 76％，入院中にせん妄を発症した患者が退院後6カ月以内に死亡する率は25％，せん妄の診断後3カ月以内の死亡率はうつ病などの気分障害の患者の14倍であるとされている．

第2節　診断

　診断の基本は，①せん妄の「必須症状」と「随伴症状」を確認したうえで，②病歴，身体診察，臨床検査所見から，病因的な関連をもつ身体疾患，物質中毒または離脱，またはそれらの組み合わせを証明することにある．

▌1　必須症状

　必須症状は認知領域の障害を伴う意識障害であり，短期間のうち（通常は数時間から数日）に発症し，一日のなかで変動する傾向をもつ．意識障害は，覚醒レベルの変化，周囲の状況を認識する能力の低下，注意を集中し，維持し，転導する能力の障害として現れ，思路のまとまりが悪くなる．認知障害では記憶，見当識，言語の障害がみられ，近時記憶障害（最近の出来事が想起できない），時間失見当識（例：真夜中なのに朝だと思う），場所の失見当識（例：病院なのに自宅だと思う），構音障害，物品呼称の障害，書字障害がみられることが多い．錯覚，幻覚，妄想も認められるが，目立たないこともある．幻覚では幻視が最も一般的だが，幻聴，幻嗅，幻味，体感幻覚が認められることもある．

2 随伴症状

随伴症状として，睡眠－覚醒サイクルの障害，精神運動障害，情動障害が認められることがある。睡眠－覚醒サイクルの障害では，日中睡眠，夜間の焦燥性興奮，睡眠連続性の障害，睡眠－覚醒サイクルの完全な逆転，睡眠－覚醒の日内パターンの断片化が認められることがある。精神運動は増加する場合（活動増加型＝hyperactive delirium）と減少する場合（活動減少型＝hypoactive delirium）があり，活動増加型では幻覚，妄想，焦燥性興奮，失見当識がより頻繁に認められる[1]。不安，恐怖，抑うつ，易刺激性，怒り，多幸，無欲のような情動障害が認められることもあり，感情状態が突然一方から他方へ変化するような感情不安定性が認められることもある。脈拍，血圧，呼吸の変動，発汗などの自律神経症状を伴うこともある。

3 原因検索

せん妄は，原因によって，①一般身体疾患によるもの，②物質誘発性のもの，③複数の病因によるもの，④特定不能のものに分類される。原因となる身体疾患と物質の一覧を表6-1，表6-2に示す。

表6-1　一般的なせん妄の原因疾患

分　類	疾　　患
中枢神経疾患	頭部外傷，けいれん発作，発作後状態，脳血管障害（例：高血圧性脳症），変性疾患
代謝疾患	腎不全（例：尿毒症），肝不全，貧血，低酸素症，低血糖症，チアミン欠乏症，内分泌障害，体液または電解質不均衡，酸塩基不均衡
心・肺疾患	心筋梗塞，うっ血性心不全，不整脈，ショック，呼吸不全
全身疾患	物質中毒または離脱，感染症，腫瘍，重度外傷，感覚遮断，体温調節障害，術後状態

資料：American Psychiatric Association: Practice Guideline for the Treatment of Patients with Delirium. American Psychiatric Association, Washington, D.C., 1999（日本精神神経学会監訳『米国精神医学会治療ガイドライン．せん妄』医学書院，2000）

表6-2　中毒または離脱によってせん妄を引き起こす物質

カテゴリー	物　　質
乱用薬物	アルコール，アンフェタミン，カンナビス，コカイン，幻覚薬，吸入薬，オピオイド，フェンサイクリジン，鎮静薬，睡眠薬，その他
医薬品	麻酔薬，鎮痛薬，喘息治療薬，抗けいれん薬，抗ヒスタミン薬，降圧薬と心循環作動薬，抗生物質，抗パーキンソン薬，コルチコステロイド，胃腸薬，筋弛緩薬，免疫抑制薬，リチウムおよび抗コリン作用をもつ向精神薬
毒物	コリンエステラーゼ阻害薬，有機リン系殺虫薬，一酸化炭素，二酸化炭素，燃料や有機溶剤のような揮発性物質

資料：American Psychiatric Association: Practice Guideline for the Treatment of Patients with Delirium. American Psychiatric Association, Washington, D.C., 1999（日本精神神経学会監訳『米国精神医学会治療ガイドライン．せん妄』医学書院，2000）

第3節　せん妄の初期支援

せん妄の初期支援では，①せん妄とは何か，②何が原因となるか，③どのような症状が現れるか，を本人，家族等に説明し，せん妄の治療と医学的管理を行うために，せん妄の管理に精通した医療機関につなぐことが重要である．

米国精神医学会の治療ガイドラインには，本人と家族向けの「せん妄の治療ガイド」が付録として掲載されている．ここでは，そのガイドラインを参考にして，「本人・家族に説明すること」を簡便に記載しておく．

本人・家族に説明するせん妄の概要

◉　せん妄とは何か	◉　せん妄の原因
・ 急速に発症し（普通は数時間から数日），意識，注意，認知，知覚の変化が現れる状態 ・ 一日のうちで症状は変化する ・ 通常は一過性，可逆的である ・ 認知症そのものの症状ではない	・ さまざまな身体疾患や薬物などが原因となる ・ 原因が複数ある場合もあれば，はっきりと決定できない場合もある ・ 原因（表6-1，表6-2参照）を同定し，その治療を行うことが最も重要である

◉　せん妄の徴候と症状

- せん妄の状態にある人は周囲の状況を認識する能力が低下している
- 活動や会話に集中することが困難になり，注意が散乱しやすくなる
- 記憶障害：近時記憶が障害されやすい
- 失見当識：真夜中なのに朝だと思ったり，家にいるのに病院にいると思ったりする
- 言語の障害：発語の不明瞭，物品呼称の困難，書字の困難，会話をしたり，文字を書いたり，会話や文字を理解したりすることが困難
- 知覚の障害：視覚が多いが，聴覚，触覚，味覚，嗅覚にも変化が起こる．誤解や錯覚もある
- 睡眠障害：睡眠の断片化，睡眠・覚醒リズムの障害，昼夜逆転
- 活動性の変化：興奮型，傾眠型
- 情動障害：不安，恐怖，抑うつ，易刺激性，怒り，多幸，無欲

参考文献

1) Lipowski ZJ: Delirium: Acute Confusional State. Oxford University Press, New York, 1990
2) American Psychiatric Association: Practice Guideline for the Treatment of Patients with Delirium. American Psychiatric Association, Washington, D.C., 1999（日本精神神経学会監訳『米国精神医学会治療ガイドライン．せん妄』医学書院, 2000）
3) American Psychiatric Association: Diagnostic and Statistical Manual of Mental Disorders, ed 4. Washington, DC, American Psychiatric Association,1994（高橋三郎，大野裕，染谷俊幸訳『DSM-IV精神疾患の分類と診断の手引』医学書院, 1995）

第7章　身体合併症を評価する

はじめに

　認知症では，自己の健康を保持するための自立した生活機能（健康的な生活習慣を維持する能力，服薬管理，栄養管理，治療の遵守など）が障害されるために，老年症候群（高齢者一般にみられる特徴的な臨床徴候）が悪化し，それと関連した身体疾患（老年病）が高頻度に認められる．身体疾患は，BPSDやせん妄などの周辺症状を悪化させ，認知機能障害や生活障害をさらに強め，そのために社会的な困難を生じやすくさせる．そして，それらのことすべてが身体状態をさらに悪化させるという悪循環を形成する．ここでは，こうした問題をふまえながら，認知症高齢者によくみられる老年症候群，身体症状や身体合併症について簡単に解説する．

1　脱水症

　高齢者では一般に，体内水分量と細胞内液量の減少，尿濃縮能の低下，口渇感の低下，水分摂取の減少などのために脱水症が起こりやすくなる．特に，下剤や利尿薬を服用中の場合，頻尿や尿失禁のおそれから飲水を自己制限している場合，発熱がある場合，慢性疾患が悪化している場合は要注意である．

　認知症では，さらに，実行機能障害（自発性低下や目的に向かった行動の障害）や運動機能障害があるために飲水行動が少なくなることがあり，脱水症を生じやすくなる．特に，レビー小体型認知症の症状増悪期は要注意である．脱水症はしばしばせん妄を併発し，せん妄になれば飲水行動はさらに減少する．脱水症の予防において重要なことは，発生リスクを抽出してその対策を講じることである．

2　低栄養

　後期高齢者では低栄養のリスクが増大し，それによる健康障害が生じることが多くなる．一般的に，低栄養の指標には，身体計測（BMI＜18.5，体重減少など）と血液データ（血清アルブミン3.5g/dl未満など）が用いられる．高齢者の低栄養は，免疫異常，感染症，褥瘡，創傷治癒の遅延（手術後の回復遅延），貧血，認知機能低下，骨粗鬆症，薬剤代謝の変動，筋萎縮（サルコペニア），転倒，骨折，ADL低下，呼吸機能低下のリスクを高め，主要疾患の治癒を遅ら

表7-1　高齢者の低栄養のリスク要因

社会的要因	一人暮らし，経済的問題，不十分な介護など
心理的要因	認知症，うつ病，誤嚥に対する不安など
身体的要因	悪性腫瘍，感染症，慢性炎症性疾患，心不全，呼吸不全，肝・腎不全，嚥下障害をきたす疾患，口腔機能を低下させる疾患など

せ，合併症を容易に引き起こし，生命予後を悪化させる.

認知症は低栄養のリスクを高める要因の一つになっている（表7-1）．普段から定期的に栄養評価（体重測定など）を行い，低栄養になる前の段階で，低栄養のリスクをこまめに評価し介入していくことがきわめて重要である.

3　サルコペニア

加齢に伴う筋量の減少，筋の質的変化，筋力の低下をサルコペニアという．年齢の高い虚弱高齢者において顕著であり，身体活動量低下の原因となる．サルコペニアは歩行動作の主動筋の一つである大腰筋に大きな影響を及ぼすために歩行機能を低下させ，転倒・骨折のリスクを高める．また，転倒・骨折以外にも，サルコペニアとそれに伴う身体活動量低下は，骨粗鬆症，メタボリック症候群，心血管疾患，アルツハイマー病のリスクを高めることが知られている．サルコペニアの予防には，筋力トレーニング（例：レジスタンストレーニング）と栄養摂取（一定量のエネルギー摂取と蛋白質の摂取）が有効である.

4　歩行障害と転倒

高齢者では一般に，加齢や運動不足に伴う身体機能低下，身体的・精神的疾患の合併，薬物の服用などによって歩行機能が低下し，転倒しやすくなる.

認知症では，注意障害，視覚性認知障害，肢節運動失行などの高次脳機能障害，運動麻痺やパーキンソン症状などの神経症状，自発性低下や閉じこもりなどによる筋力低下のために，歩行障害や転倒の危険がさらに高まる．認知症疾患のなかには特に歩行障害をきたしやすい疾患（脳血管性認知症，レビー小体型認知症，進行性核上性麻痺，大脳皮質基底核変性症，正常圧水頭症など）があるので，このような認知症では転倒には特に注意する必要がある.

転倒の発生を予防するには，転倒を起こしやすい人をスクリーニングしたうえで（表7-2），転倒の要因を十分検討し（表7-3），環境整備，教育，服薬管理，運動による筋力向上，ヒッププロテクター装着などの介入を行う.

表7-2　転倒ハイリスク者を発見するためのスクリーニング表

1	過去1年に転んだことがありますか	5点
2	歩く速度が遅くなったと思いますか	2点
3	杖を使っていますか	2点
4	背中が丸くなってきましたか	2点
5	毎日お薬を5種類以上飲んでいますか	2点

出典：大内尉義「簡単な転倒のスクリーニング手法の開発」老年医学47：689-692，2012より作成．6点以上を陽性とすると約28％の人が6カ月以内に転倒したと報告されている.

表7-3　転倒の要因

1	転倒歴
2	内的要因：めまい，失神，せん妄，錯乱，歩行障害，廃用性障害，視力障害，酩酊， 　　　　　薬物の使用（睡眠薬，向精神薬，抗ヒスタミン薬，降圧薬，血糖降下薬など）
3	外的要因：滑りやすい床表面，目の粗いじゅうたん，カーペットのほころび， 　　　　　固定していない障害物，家財道具の不備・欠陥，照明の不良，戸口の踏み段など

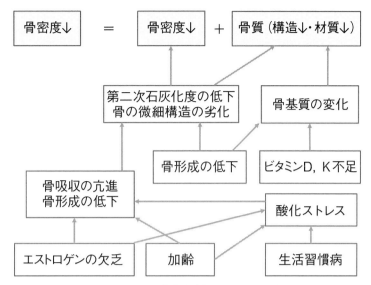

図7-1　骨強度を低下させる要因
(「骨粗鬆症の予防と治療ガイドライン2011年版」ライフサイエンス出版より一部改変)

5　骨粗鬆症と骨折

　骨粗鬆症とは，骨量の減少と骨質の低下によって骨が弱くなり，骨折しやすくなる状態である．高齢者の骨折の原因として最も重要であり，脊椎の圧迫骨折，大腿骨頸部骨折，前腕骨遠位端骨折，上腕骨近位部骨折が代表的である．エストロゲン欠乏，加齢，生活習慣病は骨密度と骨質の両者に悪影響を及ぼし，ビタミンD，ビタミンKの不足は骨質に悪影響を及ぼすことが知られている（図7-1）．身体活動の活発な人では骨粗鬆性骨折が少ないこと，歩行運動が腰椎や大腿骨頸部の骨密度を上昇させること，喫煙と常習的飲酒が骨折リスクを高めることから，骨粗鬆症の予防には，歩行を中心とした運動の日常的実施，喫煙を始めないこと，禁煙すること，過度の飲酒を避けることが推奨されている．

6　動脈硬化症

　本来弾力性に富んでいる動脈が加齢とともに弾力性を失って固くなったり，内部に脂肪をはじめとするさまざまな物質が沈着して内腔が狭くなったりすることを動脈硬化という．その結果，下流に十分な酸素や栄養を送ることができなくなり，さまざまな症状が現れやすくなった状態を動脈硬化症という．ここには狭心症，心筋梗塞，脳梗塞などが含まれる

（わが国の三大死因のうちの二つを占める脳卒中と心疾患の多くは動脈硬化を基盤として発症する）．

　動脈硬化には，①粥状動脈硬化（アテローム硬化ともいう．内膜に起こる病変で，脂肪の沈着，繊維化，カルシウム沈着がみられ，内腔が狭窄する．大動脈，冠動脈，脳底動脈に好発する），②中膜石灰化硬化（中膜平滑筋層に起こる病変で，カルシウム沈着が主で，内腔は狭窄しない．下肢動脈に好発．糖尿病患者，慢性腎不全，透析患者に多くみられる），③細動脈硬化（腎臓，脳などの臓器内の細い動脈に起こる病変で，加齢とともに進行する．高血圧と関連が深い）があるが，臨床的に最も重要なのが粥状動脈硬化である．

　メタボリック症候群や，高血圧，糖尿病，脂質異常症などの生活習慣病は動脈硬化を基盤とする心血管疾患（脳血管障害や虚血性心疾患など）の主要な危険因子になっている．心血管疾患の予防の基本は，その人の生活習慣を考慮して，ガイドラインに基づいた生活習慣病の治療と管理を行うことである．

7　メタボリック症候群

　心血管疾患や糖尿病のリスクを増加させる代謝性異常が積み重なった状態を「メタボリック症候群」と呼び，中心性肥満，高脂血症，高血圧，高血糖を特

表7-4　メタボリック症候群の診断基準

①腹囲	男性85cm以上，女性90cm以上
以下のうち二つ以上に該当する	
②高脂血症	トリグリセリド150mg/dl以上，またはHDLコレステロール40mg/dl未満
③高血圧	収縮期血圧130mmHg以上，または拡張期血圧85mmHg以上
④高血糖	空腹時血糖110mg/dl以上

表7-5　食事療法：必要なエネルギー量の計算方法

適正体重の計算
　身長（m）×身長（m）×22　（例：身長170cm → 1.7×1.7×22＝64kg）

適正体重1kgあたりに必要なエネルギー量
　① デスクワーク中心の人　　　　　25〜30kcal
　　（例：身長170cm　→　64×25〜30＝1,600〜1,920kcal）
　② 立ちまわりや外まわりが多い人　30〜35kcal
　　（例：身長170cm　→　64×30〜35＝1,920〜2,240kcal）
　③ 体をよく動かす仕事の人　　　　35〜40kcal
　　（例：身長170cm　→　64×35〜40＝2,240〜2,560kcal）

徴とする（表7-4）．予防の基本は適正な食事（表7-5）と運動である．

8　脂質異常症

　血清コレステロール値は加齢とともに増加し，その傾向は女性で顕著になる．一方，トリグリセリドは男性では40〜50歳でピークになり，60歳以降は徐々に低下する傾向がある．

　脂質異常症の診断基準は，LDLコレステロール140mg/dl以上，トリグリセリド150mg/dl以上，HDLコレステロール40mg/dl未満とされている．75歳未満の日本人において，LDLコレステロール高値が心血管疾患の独立した危険因子であること，スタチンによるLDL低下療法がその発症リスクを低下させることが確立している．したがって，前期高齢者では，若年者同様に，虚血性心疾患や脳血管障害の予防を目的に脂質異常症の管理を行うことが推奨される．しかし，後期高齢者ではエビデンスが乏しいので，余命やADLを考慮した総合的判断が望ましいとされている．

9　高血圧症

　加齢とともに血管は老化し，特に中心大動脈の血管壁の硬化によって収縮期血圧が上昇し，拡張期血圧が低下する．日本高血圧学会の『高血圧治療ガイドライン』によれば，高血圧の診断基準は外来血圧140/90mmHg以上とされているが，高齢者の特徴として，血圧は動揺性で，起立性低血圧，食後血圧降下，白衣高血圧の増加があるため，繰り返し測定することに加えて，家庭血圧も参考にすることが望まれる．

　高血圧の管理は脳血管障害の予防と密接に関連しているので，脳血管性認知症の場合には特に重要である．また，近年の研究では，アルツハイマー型認知症との関連も示唆されており，血管障害に伴う血流低下がアミロイドβ蛋白の蓄積を促進する可能性

が指摘されている（図7-2）．ACE阻害薬やアンギオテンシン受容体拮抗薬（ARB）による降圧薬治療によって認知機能改善効果が認められたという報告もある．ただし，過度の降圧は転倒リスクを高めるので注意が必要である．

10 糖尿病

インスリンの作用不足によって起こる慢性の高血糖を主徴とする疾患群である．I型（膵臓のランゲルハンス島のβ細胞の破壊消失によるインスリン不足が原因）とII型（インスリン分泌低下を主体にするものと，インスリン抵抗性が主体でこれにインスリンの相対的不足を伴うもの）があり，後者は過食，肥満，運動不足，ストレスなどの生活習慣や加齢が影響して発症する．高血糖（200mg/dl以上）が続くと，口渇，多飲，多尿，夜間頻尿，急激なやせ，多食，易疲労性などの特徴的症状が現れる．さらに慢性的に持続すると，網膜・腎臓・皮膚の細小血管の障害，大中小のさまざまな動脈を含む全身の血管障害，神

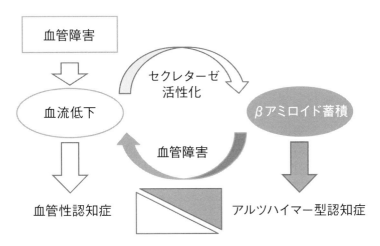

図7-2　認知症の発症および進行に関する血管因子の関与
〔秋下（2011），日本老年医学会雑誌48：111-113, 2011 より〕

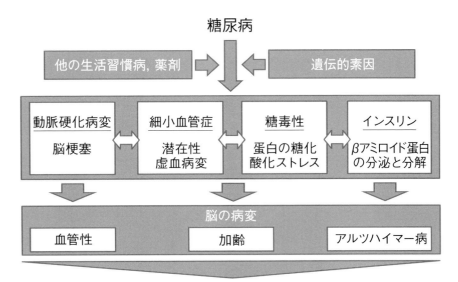

図7-3　糖尿病における認知症の発症機構
（Biessels et al. Lancet Neurol 5：64-74, 2006より）

経障害，白内障などの合併症を引き起こし，日常生活に著しい障害をもたらす．

高血糖とインスリン感受性低下（インスリン抵抗性）を背景にして，蛋白の糖化，酸化ストレス亢進，血管内皮機能障害，各種リポ蛋白異常などさまざまな動脈硬化促進メカニズムが多発するため，糖尿病患者では非糖尿病患者に比べて数倍以上動脈硬化疾患が発症しやすくなる．HbA1cが1%上昇すると，冠動脈疾患や脳卒中の発症リスクは1.1〜1.2倍増加すると報告されている．血糖コントロール強化療法を実施すると，介入終了後に心筋梗塞と全原因死亡率に対する有効性が現れ，その効果は長期にわたって継続すること（遺産効果）が明らかにされている．

糖尿病患者における脳卒中の最強の危険因子は高血圧であり，冠動脈疾患の最強の危険因子はLDLコレステロールである．ACE阻害薬やカルシウム拮抗薬は脳卒中を有意に抑制し，スタチンは動脈硬化疾患と心血管死亡のリスクを有意に低下させることが示されている．高齢者の糖尿病では軽度の認知機能低下がみられることがあり，さらに近年の研究では，脳血管性認知症のみならず，アルツハイマー病のリスクファクターになることが明らかにされている（図7-3）．糖尿病がある高齢者の脳機能を守るために，高血糖・低血糖の管理，高インスリン血症，脳血管病変の抑制が重要である．

11 下部尿路障害

下部尿路障害とは，膀胱排尿筋，膀胱頸部，尿道括約筋，尿道，骨盤底筋などの解剖学的・機能的異常によって生じる蓄尿障害（頻尿，尿意切迫感，尿失禁など），排尿障害（排尿遅延，腹圧排尿など），排尿後障害（残尿感，排尿後尿滴下など）の総称である．下部尿路障害は加齢とともに増加し，特に虚弱高齢者では尿失禁が目立つ．男性では前立腺肥大症，女性では腹圧性尿失禁と過活動膀胱が多く認められる．

認知症では，「トイレに行けない」「尿器が使えない」などによる尿失禁がみられることがあるが，こ

れは機能性尿失禁と呼ばれている．骨盤底筋体操は腹圧性尿失禁や切迫性尿失禁の予防に有効である．

12 褥瘡

身体に加わった外力によって骨と皮膚表層間の軟部組織の血流が低下または停止し，これが一定時間持続することによって組織に障害が生じた状態である．認知症では基本的な日常生活動作能力の低下によって褥瘡が発生しやすくなるが，やせによる骨の突出，関節拘縮，栄養状態悪化，皮膚湿潤（多汗，尿失禁，便失禁），浮腫がリスクファクターとなる．予防において最も重要なことは，発生リスクを抽出して，その対策を講じていくことである．

13 嚥下障害，口腔疾患（う蝕，歯周病），誤嚥性肺炎

高齢者では嚥下反射や咳嗽反射が低下するために誤嚥が起こりやすくなる．特に，脳血管障害（例：脳梗塞），神経変性疾患（例：パーキンソン病，進行性核上性麻痺），慢性呼吸器疾患（例：慢性閉塞性肺疾患）は，高齢者の嚥下障害の主要な原因になる．嚥下障害は低栄養の原因となり，低栄養は嚥下や誤嚥時の喀出に関わる筋肉の萎縮と筋力低下をもたらすことによって嚥下障害をさらに助長する．

歯周病は歯周組織に発生する疾患の総称で，歯肉炎と歯周炎がある．「う蝕」は口腔内の細菌が糖質から作った酸によって歯質を脱灰し，歯の実質欠損が生じることをいう．高齢者では歯周ポケットが広がり細菌感染が起こりやすくなるために歯周病が起こりやすくなる．また，歯頸部歯肉の退縮で歯頸部歯根面の「う蝕」が好発する．食生活や喫煙などの生活習慣が歯周病の発生に密接に関連している．近年の研究では，歯周病が心血管疾患（心筋梗塞や脳卒中）のリスクファクターになることが明らかにされており，認知症予防や進行抑制という観点からも口腔ケアの重要性が指摘されている．

口腔内のだ液や食物が誤って嚥下されることによって生じる肺炎を誤嚥性肺炎という．老人性肺炎のほとんどが誤嚥によるものであり，口腔内雑菌を

知らず知らずのうちに誤嚥して生じる不顕性肺炎が多く認められる．歯磨き，口腔ケアは，歯周病や，う蝕を予防するとともに，嚥下機能を高め，誤嚥性肺炎やインフルエンザ感染の減少にも寄与する．胃食道逆流に起因する誤炎性肺炎の予防には食後の座位保持が有効である．脳梗塞による嚥下反射低下・咳嗽反射低下に対しては，アンギオテンシン変換酵素阻害薬，ドパミン製剤（アマンタジン），シロスタゾールが有効と報告されている．葉酸はドパミン作動性神経の働きに関与し，嚥下機能の回復に効果があると報告されている．インフルエンザウイルスや肺炎球菌に対するワクチンの予防効果も報告されている．

参考文献

1）大内尉義監修，浦上克哉編集『老年医学の基礎と臨床II，認知症学とマネジメント』ワールドプランニング，2009.

2）McGuinness B, et al. : Blood pressure lowering in patients without prior cerebrovascular disease for prevention of cognitive impairment and dementia（Review）. Cochrane Database of Systematic Reviews, Issue 3, 2009

3）Biessels GJ, et al. : Risk of dementia in diabetes mellitus: a systematic review. Lancet Neurol 5: 64-74, 2006

7
章

第8章　事例に学ぶ初期支援の流れ
〜社会的困難を契機として〜

はじめに

　ここでは，認知症の人が直面する社会的問題を評価することの重要性と，それを契機に開始された初期支援の流れについて，事例を用いて解説する．

1　事例呈示

(1) 事例の背景

　Aさん．80歳の女性．マンションで一人暮らし．60歳頃から高血圧症で近くの診療所に通院していましたが，今は通院も中断しているとのことです．70代の後半に大腸がんの手術を受けていますが，その後検査は受けていないとのことです．1年前から，夜中にベランダで大声をあげたり，ゴミを溜め込んで悪臭を発生させたり，隣家の扉を朝4時頃から怒鳴り声をあげて叩いたり，近隣住民とのトラブルが絶えなくなりました．近隣住民らはマンションの管理会社に苦情を訴えましたが，管理会社が本人に注意してもどうにもならず，地域包括支援センターに相談することにしました．

(2) 支援の導入

　相談を受けた地域包括支援センターの職員がAさん宅を訪問したところ，本人ははっきりと会話をすることができました．しかし，少し前に話したことはすっかり忘れてしまったり，同じことを何度も話したりするので，話の様子から「もの忘れが著しいようだ」ということがわかりました．地域包括支援センターの職員は，Aさんの話をよく聴いて信頼関係を築くように努めました．

　そして，家の中の様子もみせていただいたところ，ゴミが散乱していることがわかりました．また，冷蔵庫の中をみせてもらったところ，食べ物は腐っており，どうやらそれを食べている様子です．いろいろと話を聞くと，財布や鍵などをよく失くし，そのたびに「泥棒が家に入った」「犯人は隣に住んでいる人だ」といい，室内やベランダで大声をあげたり，夜中に警察を呼んだり，昼夜を問わず隣人宅を訪問したりしているということでした．部屋の片隅にはなぜか新品のテレビが3台ありました．おそらく，訪問販売にだまされて買ってしまったものと思われます．

　地域包括支援センターの職員は，市役所と相談し，親戚縁者を探したところ，青森県に20年前に離婚した元夫と娘がいることがわかりました．さっそく連絡してみましたが，「対応はできない」という返事でした．地域包括支援センターの職員はAさん宅に繰り返し訪問し，信頼関係を築きながらなんとか近くの精神科クリニックを受診することになりました．しかし，本人は服薬も通院も拒否．地域包括支援センターでケース会議を開催し，「これ以上の在宅ケアは困難，認知症疾患医療センターと相談しよう」ということになりました．

(3) 認知症の総合アセスメント

　認知症疾患医療センターには，このような相談が頻繁にきます．医療相談室の相談員は，地域包括支

表8-1　Aさんの認知症総合アセスメント（医学的評価・鑑別診断「前」の概要）

領　域	内　　　容
認知症疾患	？
認知機能障害	近時記憶障害　？
生活障害	金銭管理の障害，服薬管理の障害，家事（食事の準備や掃除など）の障害
身体合併症	高血圧症，大腸がん術後
行動・心理症状（BPSD）	被害妄想，物盗られ妄想，侵入妄想，攻撃性，易興奮性，夜間不眠，叫声
社会的状況	近隣トラブル，独居，身寄りなし，医療機関への受診困難，悪質商法被害

援センターの職員の話を聞きながら，要領よく状況を表にまとめました（表8-1）．

　認知機能については，まず，少し前のことをすっかり忘れてしまうようなので，「近時記憶障害」という認知機能障害がありそうです．さらに，「金銭管理の障害」，「服薬管理の障害」，「食事の準備や掃除などの家事の障害」がありそうです．

　身体的には，高血圧の治療を中断しているので「高血圧症」がありそうです．大腸がんも術後から検査を受けていないので心配です．

　行動・心理症状は，「被害妄想」，「物盗られ妄想」，「侵入妄想」，「攻撃性」，「易興奮性」，「夜間不眠」，「叫声」があるようです．

　社会的には，近隣とトラブルを起こしており，一人暮らしで身寄りがなく，医療機関への受診は困難で，どうやら悪質商法の被害にもあっているようです．

　このように整理していくことを，「認知症の総合アセスメント」と呼びます．これらの結果から，認知症の状態にあるのではないかと推測されますが，医療機関で認知症疾患の診断がなされているわけではありません．そこで，認知症疾患医療センターの医療相談室と地域包括支援センターの職員でどのように支援していくかということを話し合ったところ，

① 認知症疾患の可能性があること
② 高血圧症の治療が中断していること
③ 大腸がんの定期健診も中断していること

　これらを勘案して，まずは，認知症疾患医療センターを受診してもらい，「鑑別診断」と「総合的な医学的評価」を受けられるよう支援することとしました．そこで，地域包括支援センターの職員は，本人が大腸がんのことを気にかけていることを思い出し，まずは，地域包括支援センターの職員と一緒に認知症疾患医療センターを受診するよう促してみることになりました．

（4）総合的な医学的評価と鑑別診断

　地域包括支援センター職員の何度目かの訪問で，職員とAさんの信頼関係が芽生えはじめ，Aさんは，「地域包括支援センターの職員と一緒なら認知症疾患医療センターを受診してもよい」という気持ちになったようです．受診先である認知症疾患医療センターの職員や医師も本人の話に耳を傾け，本人とよい関係をつくり，限られた時間のなかで要領よく診察と検査を行いました．その結果は，次のとおりです（表8-2）．

　以上の所見を総合すると（表8-3），認知症疾患としては，「脳血管障害を伴うアルツハイマー型認知症」の可能性が最も高く，認知機能については，近時記憶障害とともに，時間失見当識，視空間構成障害，実行機能障害がみられ，生活障害，身体合併症，

表8-2　Aさんの診察と検査結果

①	MMSE：30点満点中20点
②	3単語遅延再生課題：0点（一つも想起できず）
③	時間見当識の課題：2点（季節と月以外は正答できず）
④	100から7を連続して5回引く課題：2回だけ正答
⑤	立法体の絵の模写，指定された時間の時計の絵を描く課題：うまくできない
⑥	身体的ADL：自立
⑦	手段的日常生活動作（IADL）：金銭管理，服薬管理，家事などの障害
⑧	行動・心理症状：被害妄想，侵入妄想，物盗られ妄想，攻撃性，易興奮性，夜間不眠，叫声
⑨	神経学的異常所見：認められない
⑩	血圧：180-100mmHg
⑪	血液・生化学検査・甲状腺機能・ビタミンB_1・ビタミンB_{12}・葉酸値：異常なし
⑫	梅毒血清反応：陰性
⑬	頭部CT：両側側頭葉萎縮，両側大脳白質に融合性低吸収域（慢性虚血性変化）
⑭	頭部MRI：脳室周囲および深部白質の虚血性病変，側頭葉内側面や前頭葉を中心とするびまん性脳萎縮

表8-3　Aさんの認知症総合アセスメント（結果）

認知症の総合アセスメント

領　域	内　　容
認知症疾患	脳血管障害を伴うアルツハイマー型認知症
認知機能障害	近時記憶障害，時間失見当識，視空間構成障害，実行機能障害（判断力・問題解決能力の障害）
生活障害	金銭管理の障害，服薬管理の障害，家事（食事の準備や掃除など）の障害
身体合併症	高血圧症，大腸がん術後
行動・心理症状（BPSD）	被害妄想，物盗られ妄想，侵入妄想，易刺激性，攻撃性，夜間不眠，叫声
社会的状況	近隣トラブル，独居，身寄りなし，医療機関への受診困難，悪質商法被害

8
章

行動・心理症状，社会的状況については，表8-3の各項目のとおりであることがわかりました．

このように，認知症に関連して現れる多面的な側面を総合的にアセスメントし，それを多職種で共有することによって，ここからどのような支援を統合的に展開していくことができるかについて，多職種のチームで検討していくことが可能となります．

2　社会的困難が進展する背景

　この事例のAさんは，おそらく認知症になってからも，長年にわたって社会のなかで孤立し，必要な支援が得られない状況にあったものと思われる．認知症は，その初期段階において，抑うつ，不安，不眠，妄想などの精神症状の出現頻度が高く，その背景には社会的孤立や孤独が関与している場合が少なくない．一人暮らしで，このような状態にある人は，その段階では自ら医療機関や相談機関を利用することができない場合も多い．つまり，長年にわたっ

て，認知症疾患の診断がなされず，医療や介護等の必要なサービスへのアクセスが遅れ，生活のしづらさに日々直面しながら事態が複雑化し，社会的に孤立し，精神症状や行動障害が現れ，近隣とのトラブルや悪質商法被害などにあい，身体機能が低下し，家族介護者も疲弊し，生活そのものの継続が困難な状況に陥る．そうした認知症の人は決して少なくない．

認知症の人が社会的な困難状況に陥るのを防ぐためには，認知症が重症化する前に，「住み慣れた地域のなかで認知症疾患の診断・アセスメントを実施し，これに基づいて必要な予防，医療，介護，住まい，生活支援等のサービスを統合的に提供し，認知症の人と家族が生活の質を保持し，穏やかで安全な生活を継続できるようにすること」が大切である．

▌3　課題解決アプローチに関する基本知識 ～認知症初期集中支援チーム員会議（等）チーム会議の運営～

はじめに

地域において，認知症の人を発見し，必要なサービスを統合的に提供するためには，認知症を支援するさまざまな立場の者がチームをつくって「課題解決アプローチ」を行うことが重要である．以下に，チーム会議の設定と運営について概説する．

(1) 会議の流れ

1) 会議を設営する

チーム員会議の設営を行う担当者（例：認知症地域支援推進員，認知症支援コーディネーター等）を定め，各担当者と時間や場所を定め，メンバーを招集し，チーム会議を開催する．

2) 会議の司会進行役と記録係を定める

はじめに司会進行役と記録係を定め，司会進行役が会議を開会し進行する．司会進行役はどのような職種であってもよいが，メンバー全員が公平に発言できるような場をつくり出せる人である必要がある．例えば，医師が司会進行役を務めると，医師がイニシアチブをとってしまい，ほかの職種のスタッ

フの自由な発言を阻んでしまうことがあるので注意を要する．司会進行役は，会議で取り上げられる個別事例の概要をあらかじめ把握しておく．

3) 支援の対象が誰であるか（本人か，家族等か）を確認する

司会進行役は，はじめに，支援の対象となっている人が誰であるかを会議のなかで確認しておく．通常は，障害をもつ当事者（認知症の人）が支援の対象となるが，家族介護者が支援の対象となる場合もある．支援対象者が誰であるか，混乱しないようにしておくことが大切である．

4) 支援対象者の担当者は誰かを確認する

支援対象者への支援の調整を担当している人は誰かを確認する．通常は，地域包括支援センターの総合相談などで，個別事例の相談に応需した専門職が担当者になる場合が多いと思われるが，対象者の支援の調整に現在最もよく関わっているほかの専門職が担当者になる場合もある．

5) 事例の担当者が支援対象者の状況とアセスメントの結果を説明する

事例の担当者は，記録票などの書面の資料を用いて，支援対象者の状況やさまざまなアセスメントの結果などについて説明する．

6) ほかの関係者も知りうる情報を提供し，チーム内で情報を整理・共有する

会議に出席しているほかの関係者も，対象者に関して知り得る情報を提供し，チーム内で情報を整理・共有する．

7) チーム内で話し合いながら課題を明確化させていく

チーム内で，疑問点を質問したり，意見を述べたりしながら，課題（支援のニーズ）を明確化させていく．課題が明確にされず，漠然としたままだと，その課題は非常に脅威で有害なものであると受け取られがちである．反対に，課題の性質を明らかにす

れば，その状況がより明確に描き出されるので，課題はそれほど重大なものではなく，否定的なものでもないことがわかるようになる．「課題がしっかり把握されたならば，その課題はもう半ば解決されたようなものである」(John Dewey, 1910)．

8) いくつかの課題を選択し，具体的な解決目標を定める

課題が数多く取り出された場合には，いくつかの課題を選択し，具体的な解決目標を定める．この場合，優先度の高い課題を選択するのが原則であるが，それほど差し迫った課題でない場合には，解決しやすい課題から選択していくというのも一つの方法である．状況が複雑化している場合には，まずは単純化させていくというその作業自体が，課題解決に向けたアプローチとなる．

9) さまざまな解決策を案出する

まずは，できるだけ多くの解決策や対処方法を考えだすようにする．それは，そうすることによって，そのなかから最も有効な（あるいは現実的な）解決法が出てくる可能性が高くなるからである．このような考え方はブレイン・ストーミング法と呼ばれており，その背景には「数の原理」（人がいろいろな解決法を案出すればするほど，問題解決法としても最も効果の高い最善のアイデアに至る可能性もそれだけ高くなる）と「判断延期の原理」（考えられる解決法がすべて出しつくされるまでは，それらに対して批判的な評価は差し控えられるほうが質のよいアイデアが考えだされる）という理論がある．

10) 導入する支援を決定し，支援計画を立てる

ここで案出された解決策のなかから，「うまくいきそうな方法」「実行できそうな方法」を選択して，課題解決に向けた全体的な支援計画を立てる．最終的な意思決定は本人や家族等と十分話し合いながら行われることになるであろう．課題解決が進まない場合には，下位目標を設定し，それに対する解決策を選択するのもよい方法である．例えば，医学的な診断に基づいて医療支援を行うという解決目標を提案したとしても，本人がそれを望まずそれを行えない場合もある．そのような場合には，まずは看護職が訪問し，緊急性の高い課題のみを検討するなどの下位目標を設定してもよい．

11) 役割を分担して，支援を開始する

上記の支援計画に基づいて，支援を開始する．支援を実施して，課題がうまく解決した場合には，本人とともに，それを評価していくことが大切である．本人とともに考え，本人とともに解決していくというアプローチによって，本人の自己効力感を保持していくことが可能となる．

(2) チーム員会議で計画される初期支援の例と計画の修正

1) 初期支援の例

チーム員会議では，以下のような支援が計画される場合が多い．実際に支援を行う場合には，関係機関と連携して，情報を共有して，課題の解決に向けたさらなるアプローチが展開されることになる．

① 医療機関への受診支援
② 家族介護者への支援
③ 単身者の場合の生活支援（服薬管理，金銭管理，食事の準備などの家事支援）
④ 介護保険サービスの利用に関する支援
⑤ 権利擁護に関する諸制度の利用に関する支援
⑥ BPSDへの対応や予防に関する支援

2) 計画の修正

支援経過のなかで，定期的にチーム員会議を開催し，以下のポイントを継続的に確認しながら，情報を共有し，課題に応じた初期集中支援計画の修正を行う．

・支援全体の実施状況
・関係機関におけるサービスの提供状況
・本人の心身の状態と生活状況
・家族の状況
・初期集中支援計画の妥当性

8章

(3) 終結の決定, 引き継ぎ, モニタリング

1) 終結の決定

認知症初期集中支援チームによる支援は, 認知症支援の導入期に行われるものであり, 以下の基準を満足した場合にはチーム員会議のなかで支援の終結を決定することができる.

- ・医療サービスや介護サービスなど, 必要な支援につながった場合
- ・BPSDなど, 対応上困難な生活課題が軽減した場合

2) 記録

終結時には, 「訪問支援終了連絡票」および「実施結果報告書」を記入する.

3) 引き継ぎ, モニタリング

介護保険サービスが導入されている場合には, その後の支援の調整を介護支援専門員（ケアマネジャー）に引き継ぐことができる. この場合, その後のモニタリングのための連携体制を維持していくために, 介護支援専門員とアセスメントシートの情報を共有し, 可能な限りチーム員会議にも出席してもらうようにする.

第9章　地域包括ケアシステムにおける　認知症アセスメントDASC-21

はじめに

　認知症の人が，住み慣れた地域のなかで穏やかな暮らしを継続できるようにしていくためには，地域のなかで，認知症に気づき，総合的なアセスメントを行い，多職種間で情報を共有し，必要な支援を統合的に調整していく必要がある．

　ここでは，そのためのツールとして開発された「地域包括ケアシステムにおける認知症アセスメントシート」（Dementia Assessment Sheet for Community-based Integrated Care System：DASC；ダスク）について解説する．

　認知症とは，何らかの「脳の病気（器質的障害）」によって，「認知機能」が障害され，これによって「生活機能」が障害された状態をいう．そして，このような「脳の器質的障害 − 認知機能障害 − 生活障害」の3者の連結を中核にして，さまざまな「身体疾患」，さまざまな「行動・心理症状」，さまざまな「社会的困難」が現れ，それらによって認知症の臨床像の全体が形づくられる．これらの全体を包括的に評価することを認知症の総合アセスメントと呼ぶ．しかし，認知症に気づき，認知症であることを診断するためには，まずは「認知機能障害」と「生活障害」を評価することが重要である．21の質問項目で構成されるDASC-21は，さまざまな認知症に一般的にみられる「認知機能障害」と「生活障害」をリストアップしたものである．DASC-21には以下のような特徴がある（表9-1）．

第1節　DASC-21を用いる場合の留意点

1　全般的な留意点

① 　DASC-21は，原則として，研修を受けた専門職

表9-1　DASC-21の特徴

・DASC-21は，導入のA，B項目と1から21項目の評価項目からなるアセスメントシートである．
・認知機能と生活機能を総合的に評価することができる．
・IADLの項目（6項目）が充実しているので，軽度認知症の生活障害を検出しやすい．
・4件法で評価しているために障害の機能変動をカバーできる．
・設問は具体的であり，観察法によって評価できる．
・簡便で，短時間で実施できる．
・評価方法も単純である．
・簡単な研修をすることによって，認知症の基本的な理解と認知症の総合的アセスメントの基本的技術を修得することができる．
・評価結果から臨床像の全体をある程度把握することができ，かつ必要な支援の目安をつけることができる．

9章

が，対象者をよく知る家族等や介護者に，対象者の日常生活の様子を聞きながら，認知機能障害や生活障害に関連する行動の変化を評価する尺度（Informant Rating Scale）である．

② 一人暮らしの方で，家族や介護者に質問することができない場合には，対象者本人に日常生活の様子を質問しながら，追加の質問をしたり，様子を観察したりして，調査担当者自身の判断で対象者の状態を評価する（各質問項目の，一人暮らしの方の場合の評価の留意点を参照）．

③ 回答者が家族または介護者の場合には，基本的には回答者の回答をそのまま採用してかまわない．しかし，客観的な観察と回答者の回答とが著しく乖離する場合には，調査担当者の専門職としての判断にしたがって評価する．

④ 「～できますか」という質問に対して，家族や介護者が"実際にできるか否か"を確認していないという場合でも，家族や介護者からみて"実際にできそうか否か"を判断して回答してもらう．一人暮らしで，家族や介護者に質問できない場合には，調査担当者からみて"実際にできそうか否か"を判断して評価する．

⑤ 質問は21項目あり，それぞれにつき1から4の4段階（4件法）で評価する．

⑥ 4件法を行う場合，1，2と3，4の間にアンカーポイントをおき，1および2が正常域，3および4が障害域であることをおおよその目安にして評価する．

⑦ 導入質問のA，B項目については，アセスメントを円滑に行うための「もの忘れ」の自覚症状についての質問である．この質問はDASC-21の導入の質問であり，採点は行わない（表9-2）．

表9-2　DASC-21（導入質問）

	導入質問	留　意　点
A	もの忘れが多いと感じますか	導入の質問です．家族や介護者からみて，対象者の「もの忘れ」が現在多いと感じるかどうか（目立つかどうか），その程度を確認します． **一人暮らしの場合**（家族や介護者がいない場合）は，対象者本人の回答で評価してかまいません．
B	1年前と比べてもの忘れが増えたと感じますか	導入の質問です．家族や介護者からみて，対象者の「もの忘れ」が1年前と比べて増えていると感じるかどうか，その程度を確認します． **一人暮らしの場合**（家族や介護者がいない場合）は，対象者本人の回答でかまいません．

※A，B項目は採点に含めない

2　DASC-21の各質問項目の留意点

表9-3　DASC-21の各質問項目の留意点

項目	質問項目	留　　意　　点
1	財布や鍵など，物を置いた場所がわからなくなることがありますか	記憶機能（近時記憶障害）に関する質問です．財布，鍵，通帳など，物を置いた場所やしまった場所がわからなくなったり，探し物をしたりすることが頻繁にあるかどうかを確認します． **一人暮らしの場合**（家族や介護者がいない場合）には，実際に，物の置き場所を質問してみて（例：「おくすり手帳はありますか」）確認することもできます．対象の方が「物がよくなくなる」「誰かがもっていく」「盗まれる」という体験を自ら話す場合には，話の内容から，物を置いた場所やしまった場所がわからなくなることが頻繁にある様子を推測することができる場合があります．
2	5分前に聞いた話を思い出せないことがありますか	記憶機能（近時記憶障害）に関する質問です．少し前に話したことを忘れてしまい思い出せないこと，例えば，その日の予定（例：病院に行く，デイサービスに行く，孫が遊びに来る）や電話で伝えられた用件などを頻繁に忘れてしまうかどうかを確認します． **一人暮らしの場合**（家族や介護者がいない場合）には，実際に質問法の記憶課題（例：先ほど伝えた調査担当者の名前を再度確認してみる，実際に3単語の遅延再生課題を行う）で近時記憶障害を確認することもできます．また，日常会話のなかで，つい先刻話したことを忘れて，同じことを何度も繰り返して話したり，同じ質問を何度も繰り返したりすることがあれば，その様子からも，5分前に聞いた話を思い出せないことが「頻繁にある」様子がうかがわれます．
3	自分の生年月日がわからなくなることがありますか	記憶機能（遠隔記憶障害）に関する質問です．自分の年齢の記憶は近時記憶障害のレベルでも曖昧になることがありますが，生年月日までわからなくなると，遠隔記憶障害がある可能性が推測されます． **一人暮らしの方の場合**（家族や介護者がいない場合）には，あらかじめ本人の生年月日を確認したうえで，実際に本人に生年月日を質問して確認することもできます．遠隔記憶障害が認められる場合には中等度以上の認知症が疑われます．
4	今日が何月何日かわからないときがありますか	見当識（時間の失見当識）に関する質問です． **一人暮らしの場合**（家族や介護者がいない場合）には，実際に本人に今日が何月何日かを質問して確認することができます．日付が1〜2日ずれている程度であれば，わからなくなることはそれほど頻繁ではないものと思われます．日付が極端にずれていたり，月が誤っていたりするようであれば，今日が何月何日かわからなくなることが「頻繁にある」ものと推測されます．
5	自分のいる場所がどこだかわからなくなることはありますか	見当識（場所の失見当識）に関する質問です． **一人暮らしの場合**（家族や介護者がいない場合）には，実際に本人に現在いる場所や自宅の住所を質問してみたりしながら確認することができます．場所の失見当識が認められる場合には，中等度以上の認知症が疑われます．

9
章

項目	質問項目	留　意　点
6	道に迷って家に帰ってこられなくなることはありますか	道順障害に関する質問です．これは視空間機能の障害に関係する行動の変化である可能性があります．道に迷って家に帰ってこられなくなる，外出して帰ってこられなくなる，外出先で迷子になってしまう，よく知っている場所でも道に迷ってしまう，そのようなことがあるか否か，その程度を確認します．そもそも外出することがまったくない場合（例：身体機能が著しく低下しているなど）には「道に迷う」という行為も発生しませんが，そのような場合には「いつもそうだ」を選択して，備考欄にその旨をメモしておいてください． **一人暮らしの場合**（家族や介護者がいない場合）には，実際に道に迷ってしまうことが頻繁にあるかどうかを質問し，本人の回答に基づいて調査担当者がそのようなことがありそうか否かを推測して評価します． 注）道順障害は，アルツハイマー型認知症では比較的軽度の段階で認められることもあります．
7	電気やガスや水道が止まってしまったときに，自分で適切に対処できますか	問題解決・判断力に関する質問です．生活上の問題に直面した際に，それに対して自分で適切に対処できるか，対処できそうか，その程度を確認します．日々の生活のなかで家族が気になっているエピソードをいろいろと聞いてみることによって，問題解決能力の程度をおおむね判断することができます． **一人暮らしの場合**（家族や介護者がいない場合）には，実際にさまざまな問題場面（例：「停電になったらどうするか」「クレジットカードを紛失したらどうするか」）を例にあげてみて，その対処方法を本人に質問しながら評価します．例えば「なんでも家族に相談する」や「そういうことは全部，管理人さんがしてくれる」という答えは，それ自体は問題解決につながっていますが，仮に家族や管理人がその場にいなかった場合には，自分でそれなりに対処できそうか否かを考慮して評価します．
8	一日の計画を自分で立てることができますか	問題解決・判断力に関する質問です．ここでは，自発的，計画的，効果的に，目的に向かって行動できるか，その程度を確認します．その日の状況や用件に応じて，自分で計画的に行動できているか，通院日には時間に間に合うように自分で準備して病院に出かけているか，ゴミ出し日には自分で時間に間に合うようにゴミを出しているか，などを確認します．毎日，同じ時間にテレビをみて過ごしているというだけでは，計画的に行動できているとはいえません． **一人暮らしの場合**（家族や介護者がいない場合）には毎日の生活の様子（例：今日の予定，通院のときの準備，ゴミ出しのことなど）を具体的に聞きながら評価します．
9	季節や状況に合った服を自分で選ぶことができますか	社会的な判断力に関する質問です．そのときの状況に適した行動ができているか，その程度を確認します． **一人暮らしの場合**（家族や介護者がいない場合）には，例えば「セーターを着ていらっしゃいますが，それは今日が寒いからですか？」「ご自分で，寒いな，と思ってセーターを選ばれたのですか？」など，調査施行日の気候・気温に合った服装をしているかどうか，その服は本人が選んだものなのかどうかを質問をしながら評価します．明らかに社会的な判断力の低下がみられる場合は中等度以上の認知症が疑われます．

項目	質問項目	留　意　点
10	一人で買い物はできますか	家庭外のIADL (Instrumental Activities of Daily Living;手段的日常生活動作)のうち,買い物に関する質問です.これは店まで行けるかどうかを問うているのではなく,日用品など必要なものを適切に買うことができるかどうか,買い物という行為を果たすことで期待される目的を達することができるかどうかを聞くものであり,その点で目的の場所に行くことができるかどうかを問う質問11と区別されます.同じものを頻繁に買ってくるなど,買い物に関する失敗が頻繁にみられる場合には,「あまりできない」に該当します. **一人暮らしの場合**(家族や介護者がいない場合)には本人に「買い物はどうしていますか」など,日常生活の様子を具体的に質問しながら評価します.
11	バスや電車,自家用車などを使って一人で外出できますか	家庭外のIADLのうち,交通機関の利用に関する質問です.実際に交通機関を利用して外出する習慣がない場合でも,必要に応じて交通機関を利用して一人で外出することができそうかどうかを家族や介護者に確認します.交通機関を利用して外出する際に,頻繁に失敗がみられる場合には「あまりできない」に該当します. **一人暮らしの場合**(家族や介護者がいない場合)には本人に日常生活の様子を具体的に質問しながら評価します.
12	貯金の出し入れや,家賃や公共料金の支払いは一人でできますか	家庭外のIADLのうち,金銭管理に関する質問です.銀行で窓口またはATMで,自分で預金の出し入れができるか,公共料金の請求書が来れば,自分でその支払いができるかについて確認します.これは質問7の問題解決にも密接に関連する質問です. **一人暮らしの場合**(家族や介護者がいない場合)には本人に「お金の管理は一人でなさっているのですか」「貯金の出し入れは自分でされているのですか」など,日常生活の様子を具体的に質問しながら評価します.
13	電話をかけることができますか	家庭内のIADLのうち,電話に関する質問です.これは電話をしようと思う相手に電話をかけることができるかどうかを問うもので,「娘のところは"短縮1",息子のところは"短縮2"を押すだけです」という回答であっても,必要な相手に必要なときに電話をかけることができるならば「問題なくできる」または「だいたいできる」に該当します. **一人暮らしの場合**(家族や介護者がいない場合)には,電話の使用に関して本人に「ご家族に電話をかけることがありますか」など,具体的な質問をしながら評価します.
14	自分で食事の準備はできますか	家庭内のIADLのうち,食事の準備に関する質問です.これは,生命と健康の維持に必要な食料を自分で調達し,それなりに食べることができているかを問うものです.自分で調理しているか,惣菜を買ってきて食べているかは問いません. **一人暮らしの場合**(家族や介護者がいない場合)で,偏った食生活で栄養のバランスが心配な場合,冷蔵庫の中にほとんど食べ物がなかったり,腐ったものがあったりする場合,三度の食事を適切にとれず栄養状態の不良が疑われる場合には,「あまりできない」または「できない」に該当します.本人に食事の準備に関する日常生活の様子を具体的に質問しながら評価します.

9
章

項目	質問項目	留　意　点
15	自分で，薬を決まった時間に決まった分量のむことはできますか	家庭内のIADLのうち，服薬管理に関する質問です．一般に，処方薬をまったく飲み忘れず服用しているということはむしろ稀であり，通常でも多少の飲み忘れはあります．特に，昼薬と就寝前薬の飲み忘れは多いかと思います．昼薬の飲み忘れが週の半分あったとしても朝・夕はほとんど飲み忘れがなく，「大事な薬」と本人が認識している薬（降圧薬，血糖降下薬，ワーファリンなどで，たいてい朝・夕に処方されている）がおおむね服用できていて，血圧・血糖等のコントロールが良好であれば「だいたいできる」に該当します．処方薬が朝・昼・夕・就寝前ばらばらに半分以上残っている，健康維持に必須と思われる薬を相当に飲み忘れている，あるいは複数の処方薬の残薬の量が著しくばらばらである場合には，「あまりできない」「できない」に該当します． **一人暮らしの場合**（家族や介護者がいない場合）には，実際に内服している薬を確認することによって，服薬管理の様子をうかがうことができます．また，おくすり手帳を確認して短期間に処方が頻回に変更になっている履歴が確認できる場合には，コントロールが不良であることが推察されるため，服薬管理ができていない可能性があります．
16	入浴は一人でできますか	BADL（Basic Activities of Daily Living；基本的日常生活動作）のうち，入浴に関する質問です．これは入浴に関連する一連の動作を行い，期待される効果（保清）が得られているかどうかを問うものです．身体機能障害により介助が必要な場合には，「一部介助を要する」または「全介助を要する」を選択し，身体機能障害の部位を備考欄に記載します．身体機能障害とは無関係に一人で入浴できない場合には，中等度以上の認知症が疑われます． **一人暮らしの場合**（家族や介護者がいない場合）には，本人に入浴に関する日常生活の様子を具体的に質問したり，身なりを観察したりしながら評価します．
17	着替えは一人でできますか	BADLのうち，着替えに関する質問です．用意された服を一人で着られるかどうかを評価するものであり，適切な服装を選ぶことができるかどうかを問う質問9とは区別します．身体機能の障害により介助が必要な場合には，「一部介助を要する」または「全介助を要する」を選択し，身体機能の障害の部位を備考欄に記載します．身体機能の障害が認められないにもかかわらず一人で着替えができない場合（着衣障害），中等度以上の認知症である可能性があります． **一人暮らしの場合**（家族や介護者がいない場合）には本人に着替えに関する日常生活の様子を具体的に質問したり，実際に身なりや着衣の様子を観察したりしながら評価します．

項目	質問項目	留　　意　　点
18	トイレは一人でできますか	BADLのうち，排泄に関する質問です．大小便のいずれも，一人でトイレを使用して，排泄に必要な一連の動作を完了できるかを問うものです．身体機能の障害により介助が必要な場合には，「一部介助を要する」または「全介助を要する」を選択し，身体機能の障害部位を備考欄に記載します．身体機能の障害が認められないにもかかわらずトイレを使用して排泄できない場合（例：失禁）には，中等度以上の認知症である可能性があります． **一人暮らしの場合**（家族や介護者がいない場合）には本人に排泄に関する日常生活の様子を具体的に質問したり，身なり，家の様子（尿臭など）を観察したりしながら評価します．
19	身だしなみを整えることは一人でできますか	BADLのうち，整容に関する質問です．身だしなみ，髪や爪の手入れ，洗面，歯磨き，ひげそりなどが，一人でできるかどうかを問うものです．多少手伝ってもらう場合には「一部介助を要する」，全面的に手伝ってもらう必要がある場合は「全介助を要する」を選択します． **一人暮らしの場合**（家族や介護者がいない場合）には，本人に質問するとともに，本人の着衣の様子，家の中の様子などを観察し，清潔保持などに支障がないかを評価します．
20	食事は一人でできますか	BADLのうち，食事の摂取に関する質問です．これは，用意されている食事を，自分一人で支障なく摂取できるかを問うものです．多少介助すれば自分で摂取できる場合には「一部介助を要する」，自分ではまったく摂取できない場合は「全介助を要する」を選択します．認知症とは関連なく，身体機能の障害により介助が必要な場合には，「一部介助を要する」または「全介助を要する」を選択し，身体機能障害の部位と程度を備考欄に記載します． **一人暮らしの場合**（家族や介護者がいない場合）には，本人に質問して確認するとともに，生活の様子全体から判断して評価します．
21	家のなかでの移動は一人でできますか	BADLのうち，移動に関する質問です．これは，家のなかで，トイレや風呂などに自分一人で行くことができるか，移動能力について問うものです．杖，歩行器，車いすなどを使用して一人で必要な場所に移動できる場合は「問題なくできる」とし，使用している補助具を備考欄に記載します．移動にあたって見守りを要する場合には「見守りや声がけを要する」，多少なりとも介助を要する場合には「一部介助を要する」，全面的に介助を要する場合には「全介助を要する」とします． **一人暮らしの場合**（家族や介護者がいない場合）には，本人に質問して確認するとともに，生活の様子全体から判断して評価します．

9
章

第2節　DASC-21の評価方法

1　合計点を用いる場合

　DASC-21の合計点が31点以上の場合は「認知症の可能性あり」と判定する．

2　認知機能障害と生活障害のプロフィールから認知症の重症度を評価する場合

1) 合計点が31点以上で，遠隔記憶（項目No.3），場所の見当識（項目No.5），社会的判断力（項目No.9），身体的ADLに関する項目（項目No.16〜21）のいずれもが1点または2点の場合は「軽度認知症」の可能性ありと判定する．

2) 合計点が31点以上で，遠隔記憶，場所の見当識，社会的判断力，身体的ADLに関する項目のいずれかが3点または4点の場合は「中等度認知症」の可能性ありと判定する．

3) 合計点が31点以上で，遠隔記憶，場所の見当識，社会的判断力，身体的ADLに関する項目のいずれもが3点または4点の場合は「重度認知症」の可能性ありと判定する．

第3節　DASC-21の信頼性と妥当性

　DASC-21は，地域のなかで，認知症の人の認知機能障害と生活障害を簡便に評価し，診断へのアクセスと多職種協働による統合ケアの調整を促進することを目的とするアセスメントツールである．ここでは，地域在住高齢者におけるDASC-21の得点分布と，信頼性と妥当性に関する研究の結果を要約する．

1　DASC-21の得点分布

　東京都内の特定地域に在住する65歳以上高齢者7,682人より無作為に抽出した3,000人のうち，調査に同意が得られた1,341人（男性659人，女性682人）を対象に，看護師と調査員が自宅を訪問し，基本情報と健康状態を聴取し，DASC-21とMMSE（Mini-Mental State Examination）を実施した．DASC-21が完全に実施できたのは1,329人（男性655人，女性674人），実施率は99.1％（男性99.4％，女性98.8％）であった．

　DASC-21を完全に実施することができた1,329人のうち，年齢，性別，教育年数，家族からの情報の有無に関する情報に欠損値がない1,270人（男性628名，女性642名）のデータを用いて，DASC-21の得点分布を確認した．分析対象の特徴は表9-4のとおりである．

　DASC-21の合計点の得点分布を図9-1に示す．DASC-21の合計点は21点から84点満点までの得点を取り得るが，度数分布図をみると山の頂点が左端に偏し，右方に向かって急峻に下降したのち，右端に向かってなだらかに傾斜する分布である（図

表9-4　分析対象の特徴：性別の比較

性別	男性 N = 628	女性 N = 642	p
年齢	74.19 ± 6.21	74.42 ± 6.53	0.510[a]
教育年数	13.57 ± 3.04	11.69 ± 2.40	<0.001[a]
DASC-21	23.89 ± 6.53	23.65 ± 6.52	0.511[a]
家族からの情報（あり／なし）	308 ／ 320	167 ／ 475	<0.001[b]
家族からの情報ありの割合（％）	49.0％	26.0％	

a：Student's t-test；b：χ^2test

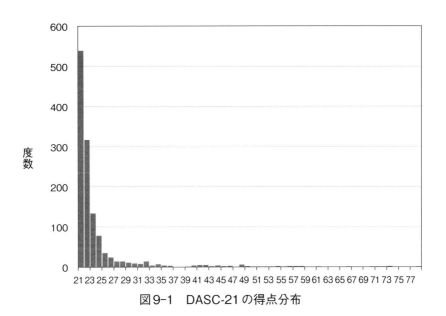

図9-1　DASC-21の得点分布

9-1). DASC-21の合計点の平均±標準偏差は23.77±6.52（男性23.89±6.53, 女性23.65±6.52, p = 0.511）, 中央値は22, 最頻値は21, 最小値は21, 最大値は78, 歪度は4.42±0.07, 尖度は23.03±0.14であった.

2　DASC-21の内的信頼性

訓練を受けた看護師が, 地域在住高齢者を対象にDASC-21を実施した場合のDASC-21の信頼性係数は0.934,「家族からの情報があるDASC-21」では0.950,「家族からの情報がないDASC-21」では0.808であり, いずれも十分な内的信頼性を有することが確認された.

3　DASC-21の併存的妥当性

表9-5に, DASC-21とCDR総合得点, CDR-BOX得点, MMSE, FABとの偏相関係数（年齢, 性, 教育年数を統制）を示す. 分析対象者全体のDASC-21は, CDR総合得点, CDR-BOX得点と強い正の相関を示し, MMSE, FABと強い負の相関を示した. 特に,「家族からの情報があるDASC-21」は, 家族からの情報の有無にかかわらず精神科医が実施したCDRおよび心理士が実施したMMSEおよびFABと有意に相関した.

4　DASC-21の弁別的妥当性

表9-6に, CDR総合得点別にみたDASC-21の平均得点を示す.「家族からの情報があるDASC-21」「家族からの情報がないDASC-21」のいずれについても, CDR総合得点が高くなるほどDASC-21の平均得点は有意に高くなった.

「分析対象者全体のDASC-21」についてROC分析を行ったところ（図9-2）, DASC-21は, 曲線下面積（AUC）が0.886（95％信頼区間：0.805-0.966）で, CDR 1以上で定義される認知症高齢者とCDR 0または0.5で定義される非認知症高齢者を有意に弁別した（p＜0.001）. 感度と特異度の合計が最大となる点を最適なカットオフ値とみなすと, 最適なカットオフ値は30/31点となり, このときの感度は91.3％, 特異度は82.5％, 陽性的中率は53.8％, 陰性的中率は97.7％となった.「家族からの情報があるDASC-21」「家族からの情報がないDASC-21」について同様の分析を行ったところ, いずれも認知症高齢者と非認知症高齢者を有意に弁別し（AUC ＝ 0.895, p＜0.001；AUC ＝ 0.804, p＜0.015）. 最適なカットオフ値は30.31点となり, そのときの感度と特異度は, それぞれ94.1％と77.3％, 83.3％と86.4％になった（表9-7）.

9章

表9-5　DASC-21とCDR, MMSE, FABとの偏相関係数

		DASC-21	家族からの情報がある DASC-21	家族からの情報がない DASC-21
CDR総合得点	r	0.69	0.73	0.30
	P	<0.001	<0.001	0.02
	df	121	56	60
CDR-BOX得点	r	0.75	0.78	0.45
	P	<0.001	<0.001	<0.001
	df	121	56	60
MMSE	r	−0.65	−0.71	−0.36
	P	<0.001	<0.001	<0.001
	df	121	56	60
FAB	r	−0.50	−0.60	−0.29
	P	<0.001	<0.001	0.02
	df	121	56	60

r：年齢, 性別, 教育年数を統制した偏相関係数；p：有意確率（両側検定）；df：自由度
CDR：Clinical Dementia Rating
MMSE：Mini-Mental State Examination
FAB：Frontal Assessment Battery

表9-6　CDR総合得点別にみたDASC-21の平均得点と標準偏差

CDR	分析対象者全体のDASC-21 [a]				家族からの情報があるDASC-21 [b]				家族からの情報がないDASC-21 [c]			
	N	平均値	±	標準偏差	N	平均値	±	標準偏差	N	平均値	±	標準偏差
0	64	24.77	±	6.202	25	25.52	±	7.676	39	24.28	±	5.094
0.5	39	27.05	±	7.078	19	29.89	±	8.359	20	24.35	±	4.271
1	15	35.80	±	8.073	9	37.67	±	8.456	6	33.00	±	7.239
2	5	43.40	±	11.546	5	43.40	±	11.546				
3	3	67.00	±	7.937	3	67.00	±	7.937				
全体	126	28.53	±	10.288	61	32.18	±	12.681	65	25.11	±	5.599

a：CDRに主効果を認める（年齢, 性別, 教育年数を共変量に投入した分散分析：F＝33.32, p＜0.001, 調整済R2乗＝0.577）
b：CDRに主効果を認める（年齢, 性別, 教育年数を共変量に投入した分散分析：F＝19.01, p＜0.001, 調整済R2乗＝0.612）
c：CDRに主効果を認める（年齢, 性別, 教育年数を共変量に投入した分散分析：F＝ 7.93, p＝0.001, 調整済R2乗＝0.232）

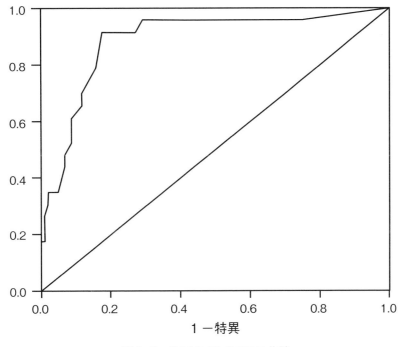

図9-2　DASC-21のROC曲線

ROC；Receiver Operating Characteristic
認知症（CDR 1以上，N＝23）と非認知症（CDR 0または0.5，N＝113）の弁別に関する
DASC-21のROC曲線と対角参照線を示す

表9-7　DASC-21のROC分析の結果

	DASC-21	家族からの情報がある DASC-21	家族からの情報がない DASC-21
AUC	0.886	0.895	0.804
95％信頼区間	0.805-0.966	0.818-0.972	0.567-1.000
有意確率	$p<0.001$	$p<0.001$	$p=0.015$
カットオフ値	30/31	30/31	30/31
感度	91.3％	94.1％	83.3％
特異度	82.5％	77.3％	86.4％
陽性反応的中率	53.8％	61.5％	38.5％
陰性反応的中率	97.7％	97.1％	98.1％

ROC分析：Receiver Operating Characteristic Analysis
AUC：Area Under the Curve（曲線下面積）

9章

資料編

The Dementia Assessment Sheet for Community-based Integrated Care System (DASC-21)

1. Introduction

The detection of dementia within the community through comprehensive assessment and the diffusion of information among professionals across various disciplines is crucial to the provision of integrated care and to allow people with dementia, and their caregivers, to continue living serenely in the community that is familiar to them.

The Dementia Assessment Sheet for the Community-based Integrated Care System (DASC), described below, was developed to achieve this goal.

Dementia refers to impairment in the ability of a person to function in daily life caused by a kind of brain disease that impairs cognitive functions. Bearing in mind that dementia is defined by a combination of 3 elements: "brain disease," "impairment in cognitive functions," and "impairment in the ability of a person to function in daily life," a full picture of dementia can be described through various "physical symptoms," "behavioral and psychological symptoms," and "social difficulties." A comprehensive assessment of dementia is defined as an evaluation of all these symptoms and difficulties.

However, the detection and diagnosis of dementia first require an assessment of "impairment in cognitive functions" and "impairment in the ability of a person to function in daily life." The DASC-21 is a list of 21 questions about the impairments in cognitive functions and functioning in daily life that are commonly observed in people with dementia. The DASC-21 has the following characteristics.

Table 1. Characteristics of the DASC-21

- The DASC-21 is an assessment sheet composed of two introductory items (referred to as items A and B) followed by 21 assessment items.
- The DASC-21 allows a comprehensive assessment of both cognitive functions and functioning in daily life.
- The DASC-21 includes 6 items on IADL (Instrumental Activities of Daily Living) and thus allows the identification of impairments in functioning in daily life caused by a mild level of dementia.
- The DASC-21 uses a 4-point scale to cover the full spectrum of impairments.
- Questions are specific and can be answered through observation.
- The DASC-21 is fast and easy to use.
- The assessment method is simple.
- Simple training gives access to basic knowledge of dementia and to the basic skills required to comprehensively assess dementia.
- Results from the assessment can be used to capture an overall clinical picture and thus give an indication of which service would be required.

2．Instructions to read before using the DASC-21

（1）General instructions

1) The DASC-21 was created as an informant rating scale to allow trained professionals to assess the changes in behavior associated with impairments in functioning in daily life and in cognitive functions. In principle, this assessment is conducted by asking questions about a person's daily life to family members and/or to caregivers who have personal knowledge of the situation.

2) If the person being assessed is living alone and there is no caregiver or family member able to answer, the evaluator can provide answers to the items by asking questions directly to the person[1]. The evaluator can also assess the person's condition by asking complementary questions, observing the situation and relying on his/her personal judgment. (Noting the points mentioned in each answer.)

3) When the respondent is a family member or a caregiver, his/her answers can in principle be used without further examination. However, if the reality is obviously different from the respondent's answer, the evaluator may rely on his/ her own professional judgment to select the right answer.

4) In the case of "Can he/she […]" questions when the family member or caregiver has not directly observed this situation, the question can be rephrased as "Do you think that he/she could […]." The same technique can be used when the questions are asked directly to the person due to the absence of a family member or caregiver.

5) The 21 questions are answered using a scale ranging from 1 to 4 (i.e. a 4-point scale).

6) Approximately speaking, a score of 1 or 2 is considered as normal, while a score of 3 to 4 is used to describe impairments. The anchor point is thus between 2 and 3.

7) <u>Introductory questions A and B</u> are included to facilitate the use of the DASC-21 by making the respondent self-aware of whether or not the person being assessed is forgetting things. Results from these introductory questions <u>are not taken into consideration</u> in the scoring of the DASC-21.

---

[1] In this case, the question obviously has to be rephrased. For example, if the introductory question A is asked directly to the person being assessed, it should be rephrased: "Do you have the impression that <u>you forget</u> a lot of things?"

	Introductory questions	Instructions
A	Do you have the impression that he/she forgets a lot of things?	Introductory question. The goal is to check if the family member/caregiver thinks that the person being assessed forgets a lot of things. The answer indicates the level of seriousness of the condition. If the person is living alone (without family or a caregiver), the question can be asked directly.
B	Compared to last year, do you have the impression that he/she forgets more things?	Introductory question. The goal is to check if the family member/caregiver thinks that the person being assessed forgets more things than a year ago. The answer indicates the level of seriousness of the condition. If the person is living alone (without family or a caregiver), the question can be asked directly.

(2) Specific instructions for each item of the DASC-21

	Questions	Instructions
1	Does he/she forget where he/she puts things such as his/her wallet or keys?	This is a question about memory function (impairment in recent memory). The answer indicates how frequently the person forgets where he/she puts things (a wallet, keys, a bankbook…) and how frequently he/she has to look for them. If the person is living alone (without family or a caregiver), the answer to this question can be obtained by asking where some things are. For example, the evaluator may ask: "Where is your medication notebook?" Moreover, if the person starts saying that he/she loses a lot of things, or that someone is often taking things or stealing from him/her, this can be understood as an indicator that the person often forgets where he/she puts things.
2	Does he/she forget a conversation that happened 5 minutes ago?	This is a question about memory function (impairment in recent memory). The answer gives an idea of how frequently the person forgets a conversation that has just occurred. The topic of the conversation could be, for example, the date of an appointment (at the hospital, the day care service center, or when his/her grandchild is coming…) or the reason why someone is calling on the phone.

		If the person is living alone (without family or a caregiver), the answer to this question can be obtained through a test on short-term memory loss (ask the person to recall the name of the evaluator or repeat three words after hearing all of them, such as in the MMSE). Moreover, the answer to this question may be easily deduced in the case of a person repeating over and over the same questions or telling the same stories during the assessment.
3	Does he/she forget his/her own birth date?	This is a question about memory function (impairment in remote memory). A person suffering from impairment in recent memory may have a hard time remembering precisely his/her own age. However, a person forgetting even his/her own birth date suggests a high risk of impairment in remote memory. **If the person is living alone** (without family or a caregiver), the birth date can be asked directly. Impairment in remote memory suggests a moderate or serious level of dementia.
4	Does he/she forget what day and month it is?	This is a question about the person's faculty of orientation (time disorientation). **If the person is living alone** (without family or a caregiver), the date can be asked directly. If the answer is wrong by one or two days, then it is unlikely that the person forgets the day and month frequently. However, if the date given by the person is not even close to the real date, then it is likely that the person forgets the day and month frequently.
5	Does he/she forget where he/she is?	This is a question about the person's faculty of orientation (space disorientation). **If the person is living alone** (without family or a caregiver), the current location or address can be asked directly. Space disorientation suggests a moderate or serious level of dementia.

6	Does he/she forget how to get back home?	This is a question about defective route finding. A positive answer may indicate a change in behavior due to impairment in visuospatial functions. The goal is to check if the person gets lost, if the person is sometimes unable to get home after going away from the house, and/or if the person gets lost even in a very familiar environment when he/she is out. The answer indicates the frequency of which these events may occur. If the person never leaves the house (for example, due to severe physical impairment), then "getting lost" will not occur. In this case, the evaluator should write this information in the remarks column and select the answer "every time."
		If the person is living alone (without family or a caregiver), the evaluator should ask the question directly and use his/her own judgment to select the right answer.
		Note: defective route finding can also be observed at a relatively mild level of Alzheimer-type dementia.
7	When the supply of electricity, gas or water ceases, can he/she deal appropriately with the problem?	This is a question about the ability to solve problems. The goal is to check if the person is able, or would be able, to take appropriate measures to solve a problem in daily life. The person's ability to solve problems can be estimated by asking examples from daily life that worry the family or the caregiver.
		If the person is living alone (without family or a caregiver), complementary questions about various situations can be asked directly. For example, "What would you do if there were a power out?" or "What would you do if you lost your credit card?" "Appropriately" being a subjective term, the evaluator may face some difficulties in deciding the answer. For example, the person may answer "I would check with my family" or "My landlord always takes care of these problems". In this case, even though the problem appears to be solved, the evaluator should assess the situation based on what the person would do if family members or the landlord were not around.

8	Can he/she make plans for the day?	This is a question about the ability to solve problems. The goal is to check if the person is able to take action towards a specific goal in an independent, effective, and planned manner. The answer gives an idea of the person's ability to take this type of action. Examples of actions include getting prepared for an appointment at the hospital and getting there on time, or taking out the trash on the right day of the week. Watching television every day at the same time is not considered as "taking action in a planned manner." **If the person is living alone** (without family or a caregiver), the evaluator can work out the answer by asking questions on specific daily activities such as those mentioned above.
9	Can he/she select his/her own clothes appropriately according to the season or the situation?	This is a question about common sense and the capacity for judgment. **If the person is living alone** (without family or a caregiver), the evaluator can check directly if the person is wearing appropriate clothes for the day and also ask if the person selected the clothes by himself/herself. For example, if the person is wearing a sweater, the assessor may ask questions such as: "Are you wearing a sweater because it is cold today?" or "Did you pick this sweater by yourself because you were cold?" Incapacity to take these basic logical decisions suggests a moderate or serious level of dementia.
10	Can he/she buy things by himself/herself?	This question is about IADL (Instrumental Activities of Daily Living) outside the home (shopping). This question is not about capacity to go to the store but only the capacity to buy necessary things in an appropriate quantity. This question focuses on the person's ability to buy something for a specific goal and is thus different from question 11. If the person frequently buys the same product by mistake or frequently fails to buy a specific product, then the answer "Can't most of the time" should be selected. **If the person is living alone** (without family or a caregiver), the evaluator can ask specific questions about daily life situations such as "How do you buy your groceries?"

11	Can he/she use the bus, the train or a car by himself/herself?	This is a question about IADL outside the home (using transportation). The goal is to check if the person is able to use a means of transportation independently when necessary, regardless of whether the person actually uses it or not. If the person tries but frequently fails to use a means of transportation, then the answer "can't most of the time" should be selected. **If the person is living alone** (without family or a caregiver), the evaluator can work out the answer by asking questions about situations in daily life.
12	Can he/she pay the rent and bills, withdraw money or make a deposit by himself/herself?	This is also a question about IADL outside the home (money management). The goal is to check if the person is able to withdraw money and make a deposit at the bank or at an ATM, and pay bills by himself/herself. This question is closely related to question 7. **If the person is living alone** (without family or a caregiver), the evaluator can decide the answer by asking specific questions about situations in daily life such as: "Do you manage your money all by yourself?" or "Do you make deposits by yourself?"
13	Can he/she make phone calls?	This is a question about IADL inside the home (phone calls). The goal is to check if the person is able to make phone calls to a specific person. If the person answers: "I just have to press speed dial 1 to reach my daughter and speed dial 2 to call my son", then the answer should be "yes, without difficulty" or "can most of the time." **If the person is living alone** (without family or a caregiver), the evaluator can work out the answer by asking specific questions such as: "Do you call your family on the phone?"
14	Can he/she prepare food by himself/herself?	This is a question about IADL inside the home (meal preparation). The goal is to check if the person is able prepare food and manage to eat it to maintain their health, regardless of whether he/she cooks or buys cooked or prepared food. **If the person is living alone** (without family or a caregiver) and the evaluator has doubts about the person's capacity to have 3 appropriate meals per

		day, the answer should be "can't most of the time" or "not at all." The evaluator should also select one of these two answers if the person seems to have seriously imbalanced eating habits or if the fridge is almost empty or contains mostly rotten food. The person's capacity to prepare food can also be assessed by asking concrete questions about situations in daily life.
15	Can he/she take the correct quantity of medication at the right time of day?	This is a question about IADL inside the home (self-management of medication). Generally speaking, it is not unusual to forget to take medication from time to time. In fact, people who never forget to take their medication are the exception. Medication that should be taken during the afternoon or before going to bed is especially at risk of being forgotten. If the person forgets to take his/her afternoon medication for half of the week but correctly takes his/her "important medication" in the morning and before going to bed and has, for example, a good control over his/her blood pressure or blood sugar level, then the answer should be "can most of the time." On the other hand, if the person forgets to take his/her medication for more than half of the time regardless of the type of medication (morning, afternoon, evening, before bed medication), or forgets to take medication that is crucial to maintain his/her health, or if the person is unable to take the correct dosage of a prescribed medication, then the answer should be "can't most of the time" or "not at all." **If the person is living alone** (without family or a caregiver), the evaluator can check directly if the person is taking his/her medication. The evaluator can also check the medication notebook and see if the medication prescriptions are irregular over a short period. This would suggest that the person is lacking control and has difficulties in managing his/her medication.
16	Can he/she take a bath by himself/herself?	This is a question about physical ADL (Activities of Daily Living) (bathing). The goal is to check if the person is able to perform all the actions necessary to take a bath and maintain good hygiene. If the person needs help due to impaired physical function, the answer "needs partial

		assistance" or "needs full assistance" should be selected and the parts of the body suffering from the impairment should be indicated in the remarks column. If the person is unable to take a bath independently despite not suffering from this type of impairment, then he/she is likely to have a moderate or serious level of dementia.
		If the person is living alone (without family or a caregiver), the evaluator can work out the answer by asking questions about situations in daily life that involve taking a bath and by direct observation of the person's appearance.
17	Can he/she change clothes by himself/herself?	This is a question about physical ADL (putting on and taking off clothes). The goal is to check if the person is able to put on clothes that have already been selected. Thus, this question is different from question 9, which focuses on the selection process. If the person needs help due to physical impairment, the parts of the body suffering from this impairment should be indicated in the remarks column and the answer "needs partial assistance" or "needs full assistance" should be selected. If the person is unable to change clothes despite not suffering from this type of impairment, then he/she is likely to have a moderate or serious level of dementia.
		If the person is living alone (without family or a caregiver), the evaluator can work out the answer by asking specific questions about situations in daily life that involve dressing and by direct observation of the person's appearance.
18	Can he/she use the toilet by himself/herself?	This is a question about physical ADL (using the bathroom). The goal is to check if the person is able to perform all the actions necessary to use the toilet. If the person needs help due to physical impairment, the parts of the body suffering from this impairment should be indicated in the remarks column and the answer "needs partial assistance" or "needs full assistance" should be selected. If the person is unable to use the toilet despite not suffering from this type of impairment (for example, in the case of incontinence), then he/she is likely to have a moderate or serious level of dementia.

		If the person is living alone (without family or a caregiver), the evaluator can work out the answer by asking specific questions about situations in daily life that involve using the toilet and by direct observations of the person's appearance and that of his/her house (smell of urine, etc.).
19	Can he/she take care of his/her own appearance?	This is a question about physical ADL (grooming). Taking care of appearance includes cutting nails, brushing hair, shaving, washing the face, brushing teeth, etc. If the person needs a little help then the answer should be "needs partial assistance" and if the person is unable to perform these tasks even partially then the answer should be "needs full assistance." If the person is living alone (without family or a caregiver), the evaluator can work out the answer by asking questions directly and by observing the appearance of the house and of the person to see if he/she is able to maintain good hygiene.
20	Can he/she eat on his/her own?	This is a question about physical ADL (eating). The goal is to check if the person is able to independently eat a meal that has already been prepared. If the person needs a little help then the answer should be "needs partial assistance" and if the person is unable to perform this task even partially then the answer should be "needs full assistance." If the person needs help due to physical impairment, then the answer "needs partial assistance" or "needs full assistance" should be selected regardless of whether or not he/she has dementia. In this case, the part of the body suffering from the impairment and its seriousness should be indicated in the remarks column. If the person is living alone (without family or a caregiver), the evaluator can work out the answer by asking questions directly and by observing the person's lifestyle in general.

21	Can he/she move around the house by himself/herself?	This is a question about physical ADL (mobility). The goal is to evaluate the person's capacity to move on his/her own inside the home, for example to go to the toilet or to go the bathroom. A person able to move around by using a cane, a walker, or a wheel-chair should be considered as fully functional and the type of assisting device should be indicated in the remarks column. However, if the person needs supervision to move around the house, then the answer "needs supervision or instructions" should be selected. If the person is unable to perform these tasks without help then the answer "needs partial assistance" or "needs full assistance" should be selected.
		If the person is living alone (without family or a caregiver), the evaluator can work out the answer by asking questions directly and by observing the person's lifestyle in general.

3. Assessment method of DASC-21

(1) Assessment of dementia based on the total score

A total score of 31 or above on the DASC-21 indicates a " risk of dementia".

(2) Assessment of the level of dementia based on the profile of impairments in cognitive functions and functioning in daily life

1) A total score of 31 or above on the DASC-21 indicates a " risk of dementia".

2) A total score of 31 above and scores of 2 or below on all the items on remote memory, space orientation, social common sense and physical ADL indicate a "risk of low level dementia".

3) A total score of 31 above and a score of 3 or above on at least one (but not all) of the items on remote memory, space orientation, social common sense and physical ADL indicate a "risk of medium level dementia".

4) A total score of 31 above and scores of 3 or above on all the items on remote memory, space orientation, social common sense and physical ADL indicate a "risk of serious level dementia".

The Dementia Assessment Sheet for Community-based Integrated Care System – 21 items (DASC-21)

Name of the person being assessed:

Date of birth (day/month/year): (　　　　years of age)　　Male / Female　　Living alone / Living with someone (　　)

Name of the respondent (if different from above): (Relationship:　　　　)

Name of the evaluator:

(Affiliation and profession:

	Question	1 point	2 points	3 points	4 points		Topic	Remarks
(i)	Do you have the impression that he/she forgets a lot of things?	a. No	b. Yes, a little	c. Yes	d. Yes, a lot	Introductory questions (no points)		
(ii)	Compared to last year, do you have the impression that he/she forgets more things?	a. No	b. Yes, a little	c. Yes	d. All the time			
1	Does he/she forget where he/she puts things such as his/her wallet or keys?	a. Never	b. Sometimes	c. Frequently	d. Always	Memory	Recent memory	
2	Does he/she forget a conversation that happened 5 minutes ago?	a. Never	b. Sometimes	c. Frequently	d. Always			
3	Does he/she forget his/her own birth date?	a. Never	b. Sometimes	c. Frequently	d. Always		Remote memory	
4	Does he/she forget what day and month it is?	a. Never	b. Sometimes	c. Frequently	d. Always	Orientation	Time	
5	Does he/she forget where he/she is?	a. Never	b. Sometimes	c. Frequently	d. Always		Space	
6	Does he/she forget how to get back home?	a. Never	b. Sometimes	c. Frequently	d. Always		Route finding	
7	When the supply of electricity, gas or water ceases, can he/she deal appropriately with the issue?	a. Yes, without difficulty	b. Can most of the time	c. Can't most of the time	d. Not at all	Solving issues/ Common sense	Solving issues	
8	Can he/she make plans for the day?	a. Yes, without difficulty	b. Can most of the time	c. Can't most of the time	d. Not at all			
9	Can he/she select his/her own clothes appropriately according to the season or the situation?	a. Yes, without difficulty	b. Can most of the time	c. Can't most of the time	d. Not at all		Social common sense	
10	Can he/she buy things by himself/herself?	a. Yes, without difficulty	b. Can most of the time	c. Can't most of the time	d. Not at all	IADL outside the home	Shopping	
11	Can he/she use the bus, the train or a car by himself/herself?	a. Yes, without difficulty	b. Can most of the time	c. Can't most of the time	d. Not at all		Transportation	
12	Can he/she pay the rent and bills, withdraw money or make a deposit by himself/herself?	a. Yes, without difficulty	b. Can most of the time	c. Can't most of the time	d. Not at all		Money management	
13	Can he/she make phone calls?	a. Yes, without difficulty	b. Can most of the time	c. Can't most of the time	d. Not at all	IADL inside the home	Phone calls	
14	Can he/she prepare food by himself/herself?	a. Yes, without difficulty	b. Can most of the time	c. Can't most of the time	d. Not at all		Preparing food	
15	Can he/she take the correct quantity of medication at the right time of the day?	a. Yes, without difficulty	b. Can most of the time	c. Can't most of the time	d. Not at all		Medication	
16	Can he/she take a bath by himself/herself?	a. Yes, without difficulty	b. Needs supervision or instructions	c. Needs partial assistance	d. Needs full assistance	Physical ADL (1)	Bathing	
17	Can he/she change clothes by himself/herself?	a. Yes, without difficulty	b. Needs supervision or instructions	c. Needs partial assistance	d. Needs full assistance		Dressing	
18	Can he/she use the toilet by himself/herself?	a. Yes, without difficulty	b. Needs supervision or instructions	c. Needs partial assistance	d. Needs full assistance		Using the toilet	
19	Can he/she take care of his/her own appearance?	a. Yes, without difficulty	b. Needs supervision or instructions	c. Needs partial assistance	d. Needs full assistance		Grooming	
20	Can he/she eat on his/her own?	a. Yes, without difficulty	b. Needs supervision or instructions	c. Needs partial assistance	d. Needs full assistance	Physical ADL (2)	Eating	
21	Can he/she move around the house by himself/herself?	a. Yes, without difficulty	b. Needs supervision or instructions	c. Needs partial assistance	d. Needs full assistance		Mobility	

Date (day/month/year):　　　　　**Total score:** ＿＿＿＿ / 84 points

認知症の人や介護者が住み慣れた地域で穏やかな暮らしを継続できるようにするには, 地域のなかで, 認知症に気づき, 総合的なアセスメントを実施し, 多職種間で情報を共有し, 必要な支援を統合的に調整していくことが必要です. DASC-21は研修を受けた専門職がチェックします. 暮らしに密着したわかりやすい項目であることから, 認知症の疑いがある方やご家族等にも理解しやすく, 簡単で短時間に「認知機能」と「生活機能」の障害を評価することができます. また, ご本人やご家族と専門職等をつなぐ「共通言語」として結果を共有し, 支援体制づくりにも幅広く活用することができます.

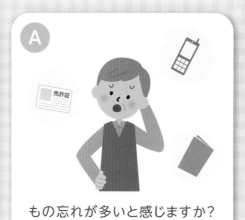

A もの忘れが多いと感じますか?

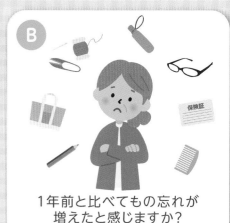

B 1年前と比べてもの忘れが増えたと感じますか?

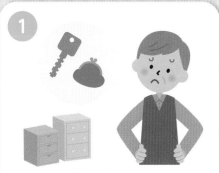
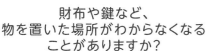

1 財布や鍵など, 物を置いた場所がわからなくなることがありますか?

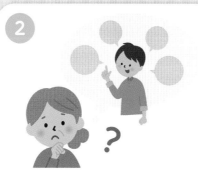

2 5分前に聞いた話を思い出せないことがありますか?

3 自分の生年月日がわからなくなることがありますか?

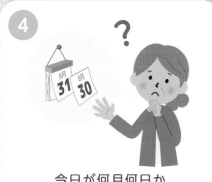

4 今日が何月何日かわからないときがありますか?

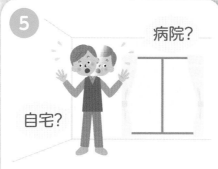

5 自分のいる場所がどこだかわからなくなることはありますか?

6 道に迷って家に帰ってこられなくなることはありますか?

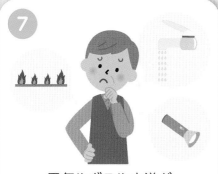

7 電気やガスや水道が止まってしまったときに, 自分で適切に対処できますか?

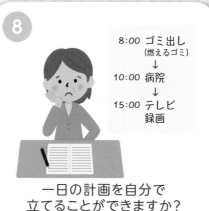

8 一日の計画を自分で立てることができますか?

9 季節や状況に合った服を自分で選ぶことができますか?

地域包括ケアシステムにおける認知症アセスメント(DASC-21)

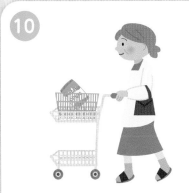
⑩ 一人で買い物はできますか?

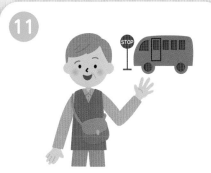
⑪ バスや電車、自家用車などを使って一人で外出できますか?

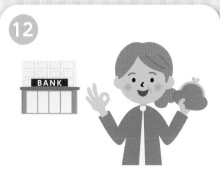
⑫ 貯金の出し入れや、家賃や公共料金の支払いは一人できますか?

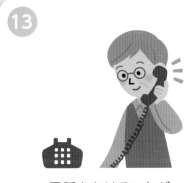
⑬ 電話をかけることができますか?

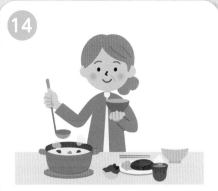
⑭ 自分で食事の準備はできますか?

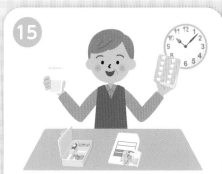
⑮ 自分で、薬を決まった時間に決まった分量のむことはできますか?

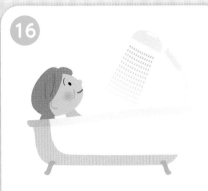
⑯ 入浴は一人でできますか?

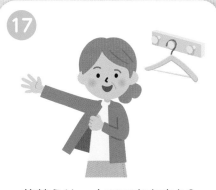
⑰ 着替えは一人でできますか?

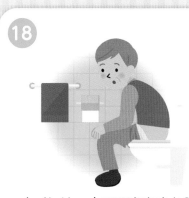
⑱ トイレは一人でできますか?

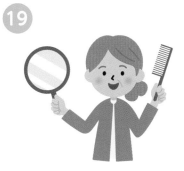
⑲ 身だしなみを整えることは一人でできますか?

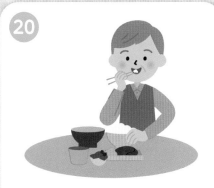
⑳ 食事は一人でできますか?

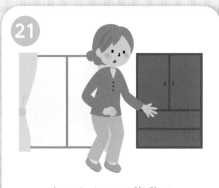
㉑ 家のなかでの移動は一人でできますか?

地域包括ケアシステムにおける認知症アセスメント(DASC-21)

The Dementia Assessment Sheet for Community-based Integrated Care System-21 items (DASC-21)

記入日　年　月　日

ご本人の氏名：		生年月日：			年　月　日（	歳）	記入者氏名：			男・女	独居・同居
本人以外の情報提供者氏名：		（本人との続柄：		）						（所属・職種：	）

		1点	2点	3点	4点	評価項目	備考欄
A	もの忘れが多いと感じますか	1. 感じない	2. 少し感じる	3. 感じる	4. とても感じる	導入の質問（採点せず）	
B	1年前と比べて、もの忘れが増えたと感じますか	1. 感じない	2. 少し感じる	3. 感じる	4. とても感じる		
1	財布や鍵など、物を置いた場所がわからなくなることがありますか	1. まったくない	2. ときどきある	3. 頻繁にある	4. いつもそうだ	記憶　近時記憶	
2	5分前に聞いた話を思い出せないことがありますか	1. まったくない	2. ときどきある	3. 頻繁にある	4. いつもそうだ		
3	自分の生年月日がわからなくなることがありますか	1. まったくない	2. ときどきある	3. 頻繁にある	4. いつもそうだ	遠隔記憶	
4	今日が何月何日かわからないときがありますか	1. まったくない	2. ときどきある	3. 頻繁にある	4. いつもそうだ	見当識　時間	
5	自分のいる場所がどこだかわからなくなることはありますか	1. まったくない	2. ときどきある	3. 頻繁にある	4. いつもそうだ	場所	
6	道に迷って家に帰ってこられなくなることはありますか	1. まったくない	2. ときどきある	3. 頻繁にある	4. いつもそうだ	道順	
7	電気やガスや水道が止まってしまったときに、自分で適切に対処できますか	1. 問題なくできる	2. だいたいできる	3. あまりできない	4. まったくできない	問題解決　問題解決	
8	一日の計画を自分で立てることができますか	1. 問題なくできる	2. だいたいできる	3. あまりできない	4. まったくできない	判断力	
9	季節や状況に合った服を自分で選ぶことができますか	1. 問題なくできる	2. だいたいできる	3. あまりできない	4. まったくできない	社会的判断力	
10	一人で買い物はできますか	1. 問題なくできる	2. だいたいできる	3. あまりできない	4. まったくできない	家庭外のIADL　買い物	
11	バスや電車、自家用車などを使って一人で外出できますか	1. 問題なくできる	2. だいたいできる	3. あまりできない	4. まったくできない	交通機関	
12	貯金の出し入れや、家賃や公共料金の支払いは一人でできますか	1. 問題なくできる	2. だいたいできる	3. あまりできない	4. まったくできない	金銭管理	
13	電話をかけることができますか	1. 問題なくできる	2. だいたいできる	3. あまりできない	4. まったくできない	家庭内のIADL　電話	
14	自分で食事の準備はできますか	1. 問題なくできる	2. だいたいできる	3. あまりできない	4. まったくできない	食事の準備	
15	自分で、薬を決まった時間に決まった分量を飲むことはできますか	1. 問題なくできる	2. だいたいできる	3. あまりできない	4. まったくできない	服薬管理	
16	入浴は一人でできますか	1. 問題なくできる	2. 見守りや声がけを要する	3. 一部介助を要する	4. 全介助を要する	身体的ADL①　入浴	
17	着替えは一人でできますか	1. 問題なくできる	2. 見守りや声がけを要する	3. 一部介助を要する	4. 全介助を要する	着替え	
18	トイレは一人でできますか	1. 問題なくできる	2. 見守りや声がけを要する	3. 一部介助を要する	4. 全介助を要する	排泄	
19	身だしなみを整えることは一人でできますか	1. 問題なくできる	2. 見守りや声がけを要する	3. 一部介助を要する	4. 全介助を要する	身体的ADL②　整容	
20	食事は一人でできますか	1. 問題なくできる	2. 見守りや声がけを要する	3. 一部介助を要する	4. 全介助を要する	食事	
21	家のなかでの移動は一人でできますか	1. 問題なくできる	2. 見守りや声がけを要する	3. 一部介助を要する	4. 全介助を要する	移動	

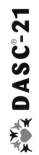

DASC-21

DASC 21：(1～21項目まで)の合計点　　　　点/84点

地域包括ケアシステムにおける認知症アセスメント(DASC-21)　©栗田主一　東京都健康長寿医療センター研究所

地域包括ケアシステムにおける認知症アセスメント DASC®-21
標準テキスト 改訂版

2022年3月31日 第1刷

著　　者　　粟田　主一〔Shuichi Awata M.D.,Ph.D〕
　　　　　　地方独立行政法人東京都健康長寿医療センター研究所
　　　　　　副所長

発　　行　　吉野　望
　　　　　　一般社団法人認知症アセスメント普及・開発センター
　　　　　　電話：080-5056-0989　Fax：050-3730-8910
　　　　　　URL：http://dasc.jp/

発　　売　　松嶋　薫
　　　　　　株式会社メディア・ケアプラス
　　　　　　〒140-0011 東京都品川区東大井3-1-3-306
　　　　　　電話：03-6404-6087　Fax：03-6404-6097

印刷・製本　　株式会社美巧社